ナースのための

はじめての

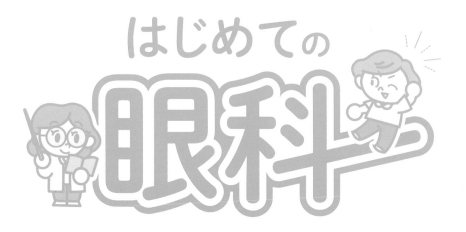

眼科

著

石岡みさき

みさき眼科クリニック院長

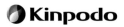
Kinpodo

はじめに

「ようこそ眼科の世界へ！」

　この書籍は眼科に初めて勤務する看護師のためのものです。医師は研修後に所属する科が決まるとほぼ一生その科の医師として勤務していきますが、看護師の場合、勤務先の病院の都合や、クリニックに転職する時などに、所属する科が変わることがあると思います。「眼科に勤務することが決まった」という時点で簡単に読めて眼科の全体像がわかる教科書のような書籍があるといいなあ、という思いで作りました。看護師以外のコメディカル、そして初期研修医の方にも役立つ内容のはずです。

　眼科は当院のようなとても小さい規模のクリニック（手術もコンタクトレンズ処方も行っていません）から、コンタクトレンズ処方が主体のところ、開業医で日帰り白内障手術を多数行っているところ、病院クラスで入院が必要な病気も診ているところ、と規模や診療内容が様々です。本書では、どこの眼科でも出合うような病気、行っている検査を、実際の外来で出合うようなエピソードに絡めて説明しています。眼科勤務が始まったばかりの看護師が登場しますので、ぜひ一緒に眼科の世界に踏み込んでください。順番通りではなく、興味のある章から読み始めても大丈夫です。私は順に教科書を読むのが苦手です。眼の構造から始まる教科書では網膜10層あたりで挫折することが多いので、どこからでも読める「どこでもドア」らしい教科書のような書籍を目指しました。

　この本を全部読んだ後で「あれ？　これは何だろう？」ということが勤務中に出てきたら、それは次の教科書を買う時期が来た、ということです。入門書である本書はすべてをカバーしていませんので、卒業したら次のステップに行きましょう！　ようこそ眼科の世界へ!!

2021年7月

石岡みさき

はじめての眼科
目次

> **POINT**
> ・眼科の診察や検査は座って行うのが基本
> ・いろいろな検査機器を知っておこう

プロローグ：眼科回診は患者さんがやってくる

1）座っているのが原則／2）検査機器／3）眼科は 0 歳から／4）高さの調整／5）スリット診察の介助／6）視覚障害者の誘導

> **POINT**
> ・矯正視力が 1.0 出ないと何か病気があると考える
> ・視力検査ができるようになろう

プロローグ：メガネが欲しいわけじゃない

1）矯正視力が良好なことは大事／2）視力から眼科医は何を考えるのか／3）視力が良くても病気の可能性はある／4）健康診断の視力検査／5）屈折異常／6）レフラクトメーターの結果の読み方／7）視標／8）視力測定／9）視力の記載法／10）矯正視力の測り方／11）視力検査は意外に難しい／12）子どもの視力の成長／13）右と左

私は新人看護師です。私の名前は何というでしょう？
（名前の答えは、p.120 へ）

会話文を読み進めていくとわかりますよ。
名前は何かな、と楽しみながら探してみてください

① 検査いろいろ

POINT
・眼科の診察や検査は座って行うのが基本
・いろいろな検査機器を知っておこう

 プロローグ：眼科回診は患者さんがやってくる

——ある日の病棟にて

「おはようございまーす。あら、新人さん？」

「はい！　眼科配属になった人見と申します。今日は回診につくことになっています。一緒に回る先輩がちょっと席を外していますが、よろしくお願いします!!」

「こちらこそよろしくお願いします。本日の回診担当の石岡です。じゃあ、始めましょうか」

「はい!!」

「……」

「……」

「え？」

「え？」

「"え"って、早く患者さんを呼んでください」

「ええー!!　病室に行くんじゃないんですか!?」

「やだ、眼科回診はこの診察室に患者さんのほうが来るのよ〜」

「す、すみません、今まで内科病棟にいたものですから……」

「まあ、そうよねえ。普通思い浮かべる"回診"は医者が大名行列のように病室を回っているわけね。最近では、そういう回診をやめた病院もあるらしいけど」

　眼科の診察や検査は患者さんが座っているのが原則です。逆に言うと、座れない場合には、診療に限界があるということです。手術は仰臥位で行います。耳鼻科も歯科も、診察室に患者さんが来る回診が基本です。「機器や器具が必要」というのが大きな理由と考えられますし、どの科も患者さんが座っての診察だからでしょう。病院では、この3つの診療科の入院病棟が同じこともよくあり、他科の回診に迷いこんでくる患者さんも時々います。

　それでは以下、いろいろな検査機器を、主に姿勢の観点から説明していきましょう。検査を行う人を「検者」、検査を受ける人を「被検者」と呼びます。診療の場では被検者は全員患者さんです。一方、検者にはいくつかの職種がありますが、ここでは「検者」とまとめます。また、検査機器の原理は同じものの、メーカーにより多少操作が異なることがあります。実際に検査するときに説明書などで確認してください。

・細隙灯顕微鏡
　「スリット」と呼ばれることが多く、眼科医が診察時に必ず使う基本の器

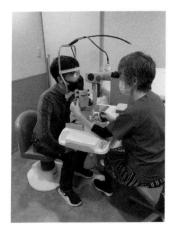

　📷 図1-1　細隙灯顕微鏡

眼科診察の基本です。眼球周囲の皮膚から眼球の前のほうを診ています。散瞳してレンズを使うと眼球内部のほとんどを見ることができます。実際は暗室で行います。

械です。「細隙＝スリット」状の光で眼を照らして診察するために、こう呼ばれています。この器械を使用するときは患者さんと検者（ほぼ医師）の双方が座っているのが原則です。患者さんの目を拡大して診察、処置を行うため、座っている安定した姿勢が必要です。

・レフラクトメーター、ケラトメーター、ノンコンタクトトノメーター
　「レフラクトメーター」は遠視、近視、乱視などの屈折を計測し、「ケラトメーター」は角膜曲率半径（角膜のカーブ）を計測します。この2つは一体型となっていることがほとんどです。「レフケラ」と略称されます。「ノンコンタクトトノメーター」は非接触型の眼圧計で、スクリーニング検査としてレフケラと同時に計測することがよくあります。こちらは「ノンコン」と略称されます。患者さんは座り、検者は立って計測します。

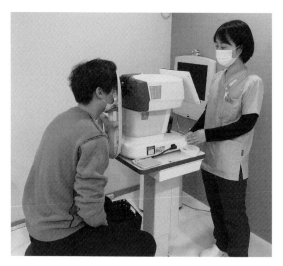

図 1-2　レフラクトメーター、ケラトメーター、ノンコンタクトトノメーター
当院の器械はこの3つが計測できるものです。明室での検査となります。

・眼底カメラ、光干渉断層計（OCT）
　散瞳（瞳孔を開くこと）しなくても眼底写真を撮れる眼底カメラがよく使われています。光干渉断層計（optical coherence tomography：OCT）は「眼

底三次元画像解析装置」とも呼ばれ、網膜の層構造を検査でき、網膜疾患や緑内障の診断に使われます。患者さんは座り、検者はパネル操作式器械の場合は立って、ファインダーを覗く器械では座って撮影します。

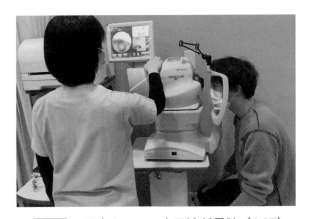

図 1-3　眼底カメラ、光干渉断層計（OCT）
当院の器械は一体型です。暗室での撮影となります。

・視野計

　ハンフリー視野計（図 1-4）がよく使われています。患者さんは座り検者は立って行いますが、検査時間が長くなる場合には座る検者もいます。ゴールドマン視野計は、検者が器械の操作を行いながら記録していくために座っているのが通常です。

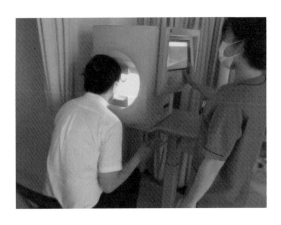

図 1-4　ハンフリー視野検査
この視野検査もゴールドマン視野検査も暗室で行います。

・視力表

　遠くの視力（遠見視力）は５mか３m離れた視標を見せ（図1-5a）、近くの視力（近見視力）は近見視力表を持ってもらい測ります（図1-5b）。検査用の枠にレンズを入れ替えるため、検者は立ち患者さんは座っています。１mの距離で測れる視力表や、メガネ屋さんなどでは自動でレンズの入れ替えができる器械も使われています。

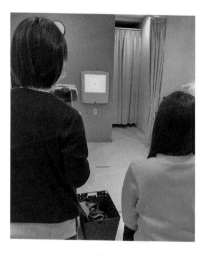
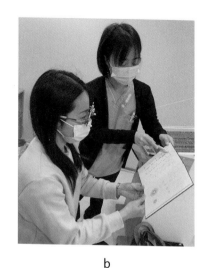

a   b

図1-5　視力検査

　a：遠見視力検査：離れたところにある視標を見せて測ります。
　b：近見視力検査：近見視力表を持ってもらい測ります。この写真では検者の向
　　こう側に検査用のレンズセットが見えています。

・単眼倒像鏡

　散瞳後の眼底検査を検者が片方の眼を使って行うので、「単眼」検査です。患者さんの眼の中に光を入れ、目の前にレンズをかざして拡大した上下左右反転された「倒像」眼底を見ています。通常は患者さんも検者も座って行いますが、身長差があるときなどは検者が立って行うこともあります。仰臥位の患者さんでも検査できます。原則医師のみが行います。

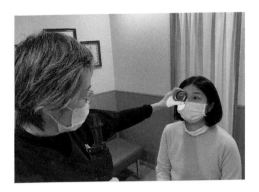

図 1-6 単眼倒像鏡検査

散瞳眼底検査の一つです。この写真では検者は立っています。実際は暗室で行います。

・双眼倒像鏡

　散瞳後の眼底検査を検者が両方の眼を使って行う「双眼」検査です。立体的に見え、倒像鏡は頭につけるために両手があくという利点があります。こちらも目の前にレンズをかざして上下左右反転された「倒像」眼底を見ています。基本的に患者さんは仰臥位のため検者は立っていますが、双方が座っていても検査することはできます。原則医師のみが行います。

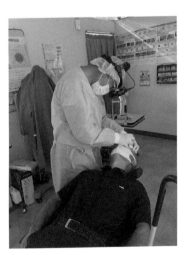

図 1-7　双眼倒像鏡検査

散瞳眼底検査の一つです。実際は暗室で行います。

・ハンドスリット（ランプ）

「手持ちスリット（ランプ）」、「手持ち細隙灯」、「ポータブルスリット（ランプ）」とも呼ばれます。座って細隙灯検査を行うことができない場合（乳幼児、寝たきりの方の往診など）に使われますが、見えるもの、できることが限られるため簡易検査にとどまります。図1-8 では乳児のため仰臥位で診察していますが、幼児の場合、座った保護者に抱きかかえてもらっての診察も行います。患者さんの位置によって検者は座っていたり、立っていたりといろいろです。原則医師のみが行います。

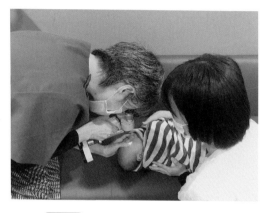

図1-8　ハンドスリットランプ
手持ちの簡易細隙灯顕微鏡です。座っての診察ができない場合に使われます。

3│眼科は0歳から

　乳幼児の保護者から問い合わせをいただくことが多いのですが、眼科は、新生児から亡くなるまですべての年代の方の診療を、一般開業医でも行います。内科では原則子どもの診療を行わないため、「小児眼科」でないと子どもは診てもらえない、と思われるようですね。もちろん小児専門の眼科もありますが、それは一般眼科で診療が難しい場合の紹介先です。

　3歳くらいになると、図1-10b （→ p.9）のように膝立ちで検査や診察ができるようになりますが、それ以前は保護者に抱きかかえてもらったり、図1-8 のようにタオルなどでくるんだりした状態で診察します。

　顔を載せて検査する機器は高さの調整が必要です。まずは患者さんに座っ
てもらい、身長（座高）に合わせて器械台の高さを変えましょう。椅子の高
さを変えることもあります。そして顎を載せてもらい、額を前に押し当てて
もらいます。 図1-9a のように額が離れてしまうと検査も診察もできない
ため、 図1-9b のようにしっかり押し当てます。顔の大きさは結構個人差
が大きいので顎台の高さを変え調整します。ほとんどの器械の顎台の枠に、
眼の高さに合わせた線が入っているのでそれが目安となります（ 図1-9a 、
図1-9b の点線丸囲み内。機器によっては赤い色のこともあります）。器械
のほうにジョイスティックがある場合はそこでも高さ調整ができます。

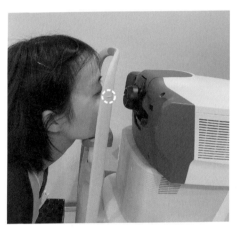 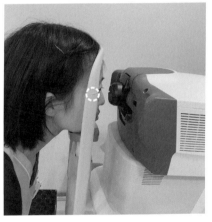

a　　　　　　　　　　　　　　　　　b

図1-9　検査機器への顔の載せ方

a：顎を載せても額が離れていると検査ができません。
b：額も前に押し当ててもらいます。点線丸囲み内は目の位置に高さを合わせるマーク
　　です。

　機器の台を低くして椅子を上げても届かない場合、患者さんに立っても
らったり（ 図1-10a ）、立っても届かないときには椅子の上に膝立ちで座っ
てもらいます（ 図1-10b ）。

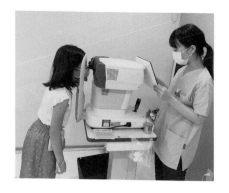
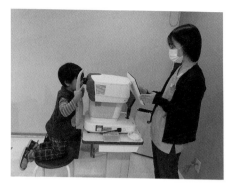

a   b

図 1-10　　座ると顔が顎台に載らない場合

a：立って顎台に載せてもらいます。
b：立っても顎台に届かない場合は、椅子の上に膝立ちしてもらい顔を載せます。

　スリットでの通常診察時は、右手でジョイスティックを使い器械の位置を合わせ、左手で開瞼などの操作を行っていますが、 図 1-11a のように処置

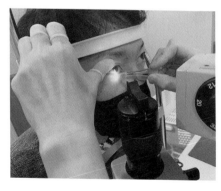
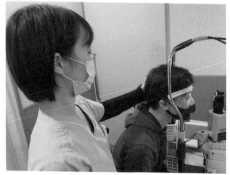

a   b

図 1-11　　スリットでの処置

a：検者の左手で患者さんの眼瞼を押さえて、右手に持った睫毛鑷子(しょうもうせっし)で睫毛を抜こうとしています。
b：患者さんの額が離れてしまう場合には、後ろから押さえる介助をします。

を行う場合には両手が必要となります。このとき、患者さんの額が離れてしまうと、ピントが合わなくなるだけでなく、時に鋭利な刃物による処置も行うので危険です。そのため患者さんの頭を押さえて額が離れないような介助が必要なことがあります（図1-11b）。

6 | 視覚障害者の誘導

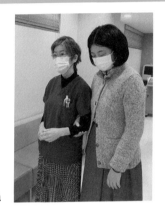
a

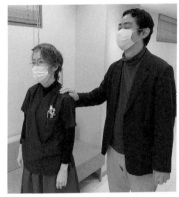
b

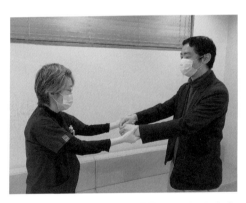
c

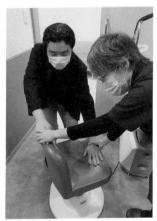
d

図 1-12　視覚障害者の誘導方法

a：同じくらいの身長の場合は肘を持ってもらって誘導しています。
b：身長差がある場合は肩を触ってもらい誘導します。aとbのどちらがよいかは患者さんに確認してもよいでしょう。
c：2人並んで歩けないような狭い場所では、両手を持って誘導します。
d：椅子の背もたれ、座面を触って確認してもらっています。

眼科の中は暗室もあれば、仕切りのカーテン、そして椅子や器械のコード類が床にたくさんあります。普段は一人で行動できる、あるいは白杖があれば歩ける方でも誘導が必要なことがあります。

　広い場所では白杖を持っていないほうの手で肘か肩を持ってもらい誘導します（ 図1-12ab ）。狭い場所では両手を持っての誘導となります（ 図1-12c ）。椅子などは触って確認してもらいます（ 図1-12d ）。器械がすぐ近くにあることが多いのでそちらも手で確認してもらい、顔などがぶつからないよう、誘導している人が手で器械などをカバーすることもあります。

② 視力

POINT

・矯正視力が 1.0 出ないと何か病気があると考える
・視力検査ができるようになろう

プロローグ：メガネが欲しいわけじゃない

「先生ー、視力検査の指示があった患者さんが測らせてくれません」

「はあ？　健診で"白内障疑い"となって来た人でしょ？」

「はい、"白内障があるのならどれくらい見えているか検査しましょう"と言ったのですが、"オレはメガネを作りに来たわけじゃない。白内障があるならさっさと手術しろ。視力なら健診で測った"って」

「で、なんて説明したの？」

「"眼科ですから視力は測ります"と」

「……。もう少し良い説明があるんじゃないかなあ〜」

――視力検査の部屋にて

「○○さん、あの、視力なんですけど」

「おう、あんたがここの医者かい。早く手術しような、オレはもう気持ちが決まっているぞ」

「はい。手術前に○○さんの目がどれだけ視力を出せるか、ベストの視力を確認することも大事なんですよ。もしかしたら今お使いのメガネを調整するだけで見えるようになっちゃうかもしれませんし、視力が出にくくても白内障以外の原因がないかを確認しておかないと、手術しても見えるようにはならないですし」

「でも健康診断では見えなかったよ」

「健康診断はいわゆる裸眼視力で、矯正視力は測ってないんですよ。検査の場所にこういうレンズなかったでしょう？」

「あ、確かにそうだな。わかった、わかった、じゃ検査しようか」

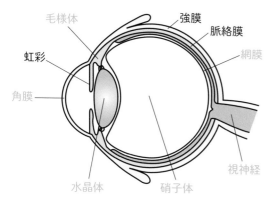

図 2-1 眼球断面図

涙液層、角膜、水晶体、硝子体、網膜、そして視神経が、眼球内での視力に関する部分です。角膜の上に広がる涙液は図に描かれていませんが、これも見え方に影響します。

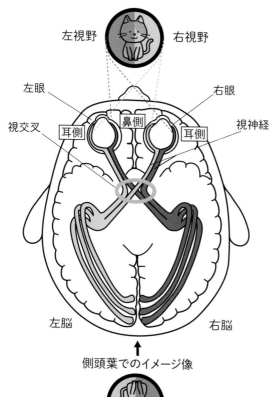

側頭葉でのイメージ像

図 2-2 視路

見ているものの右側は眼球の左側の網膜に、左側は右側の網膜に投影されます。網膜の耳側は同側へ鼻側は反対側へつながっていきます。つまり、見ているものの右側は脳の左側へ、左側は脳の右側へ情報として伝えられているのです。この視路のどこが障害されるかで特徴的な視野異常が出ます。

レンズを使って測った矯正視力が 1.0 以上出ないと、眼科医は何か病気があるのではと考えます。眼科では矯正視力でいろいろ判断します。もちろんレンズで矯正していない裸眼視力も測りますし、裸眼で生活に支障がないかも確認しますが、診察という場で大事なのは矯正視力のほうです。

　眼の中に入った光は、一番表面にある涙の層から角膜、水晶体、硝子体を通り抜け、網膜の上にピントを合わせ、眼球の後ろにある視神経から脳に情報が伝わります（ 図2-1 、 図2-2 ）。この経路（視覚の経路なので「視路」と呼びます）のどこかに異常があると、視力は低下してしまいます。

2 ｜ 視力から眼科医は何を考えるのか

　視力が出にくいとき、「何の病気による視力低下なのか」、そして「その病気は手術をしたほうがよい程度のものなのか」と眼科医は考えます。冒頭エピソードにある白内障ですと、「視力低下と白内障の程度が一致しているか」、「していなければ他に病気はないのか」、また「視力低下が日常生活や免許更新に問題ないか」ということを考えながら診察しています。

　同じような眼底写真で診断に悩むこともある視神経の病気では、視力低下の程度が診断への手がかりとなることもあります。子どもの場合、視力がちゃんと成長しているか、後に説明している弱視の原因となるような状態はないか、などを確認しています。眼科での視力検査は診断のもとになる大事なデータなのです。

3 ｜ 視力が良くても病気の可能性はある

　視力が出にくければ病気が考えられますが、視力が出ていても病気の可能性はあります。例を挙げれば、緑内障は、中心部の視野が最後まで残るために末期でも視力が良好なことはありますし（**第 11 章参照→ p.77**）、眼球周辺部に網膜裂孔や網膜剥離が起これば、中心部は正常なので視力は良好なままです。視力で一番大事な部分は、黄斑と呼ばれる網膜の中心部となります（**写真 1 → p.103**）。

　黄斑に何か変化が起こると見えにくさが出やすいのですが、その周辺部に

病気があっても視力は良好で本人が気づいていないことはよくあります。また、視力が1.0出ていても、どうも見え方がすっきりしない、疲れる、という症状がドライアイで出ることもあります（**第13章参照➡ p.92**）。

　ただ視力が数値的に良くても、病気がある場合には何か自覚症状が出ることがほとんどです。自覚症状がなく視力も良好なのに、進行していく病気で早期発見が求められるのは緑内障くらいでしょう（**第11章参照➡ p.77**）。この病気は眼圧と眼底写真で早期発見ができます。眼科領域の検査のうち人間ドックや健康診断で行うのは、視力・眼圧・眼底写真です。この3つの検査で大きな病気がないか、だいたいチェックできるからです。

4 ｜ 健康診断の視力検査

　職場や学校でも健康診断として視力を測りますが、これは「仕事や学校生活に問題ない見え方をしているか」という検査であり、検査用のレンズによる矯正視力は測っていないため病気がないかというチェックはできません。メガネやコンタクトレンズを使っている場合にはその視力も測りますが、その視力がベスト視力とは限らないので矯正視力が良好と言えないこともあります。学校健診では、0.3・0.7・1.0の3つの視標のみで検査していますので、数値としての結果ではなく、A（1.0以上）、B（0.7～0.9）、C（0.3～0.6）、D（0.3未満）というABCD判定となります。

　よく「職場で眼科の健康診断を受けています」という人がいますが、労働安全衛生法で決められている検査は視力だけです。眼科の健康診断としては眼圧と眼底写真も必要なので、私は「シュッと風の出る眼圧検査」、「フラッシュを焚いて撮る眼底写真」も行ったかどうかを確認しています。

5 ｜ 屈折異常

　遠くを見たときに眼に入ってくる光は角膜と水晶体の部分で屈折（光の方向が変わること）し、焦点を合わせます。ちょうど網膜の上に焦点が合うのが「正視」で、矯正レンズを使わなくても遠くが見えています。網膜の手前に焦点が合うのが「近視」で、近くは見えていますが遠くが見えていません。

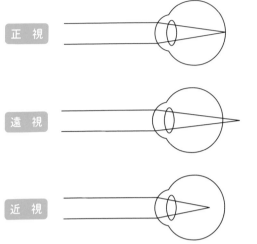

図 2-3　屈折異常

遠くを見たときに網膜上でピントが合うのが「正視」、眼球の後ろでピントが合うのが「遠視」、眼球の手前でピントが合うのが「近視」です。この屈折の違いは、眼球の大きさ、または角膜や水晶体による屈折度の違いで起こります。

網膜の後ろに焦点が合うのが「遠視」で、若い頃は遠くも近くも見えていますが常にピントを合わせないと見えない状態です。「乱視」はピントの合う場所が1か所ではない状態で、均一に見えていません。「老視（老眼）」は調節力の低下ですので、このような図では表現できません（**第10章参照→p.70**）。

（**第10章参照→p.70**）

6 │ レフラクトメーターの結果の読み方

　オートレフラクトメーターは屈折を自動で測る器械です。メーカーにより多少違うレイアウトですが、出てくる基本的なデータは同じです。レフラクトメーターは通常、数回測り代表値を出してきます。「S（spherical）」は球面レンズ度数で、屈折度数のことです。マイナスが近視、プラスが遠視です。「C（cylinder）」が乱視矯正用の円柱レンズ度数、「A（axis）」が乱視の軸です。度数の単位は「D（diopter）」で表します。**図2-4** のデータでは、右眼が−4.00Dの近視で、乱視が−1.25D、乱視の軸が166度です。これは器械が計測する「他覚的屈折値」なので、実際に視力を測る「自覚的屈折値」と異なることもあります。

　ほとんどの場合角膜のカーブを測るケラトメーターのデータも測ることが多いのですが、これは通常の視力検査には関係ないことが多いので、ここで

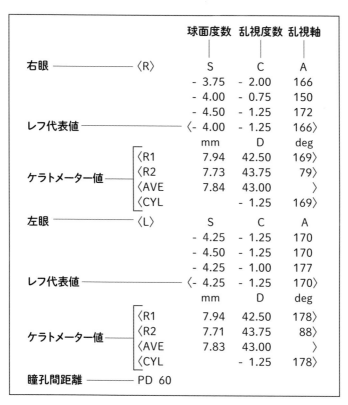

		球面度数	乱視度数	乱視軸
右眼	⟨R⟩	S	C	A
		- 3.75	- 2.00	166
		- 4.00	- 0.75	150
		- 4.50	- 1.25	172
レフ代表値	⟨- 4.00	- 1.25	166⟩	
		mm	D	deg
ケラトメーター値	⟨R1	7.94	42.50	169⟩
	⟨R2	7.73	43.75	79⟩
	⟨AVE	7.84	43.00	⟩
	⟨CYL		- 1.25	169⟩
左眼	⟨L⟩	S	C	A
		- 4.25	- 1.25	170
		- 4.50	- 1.25	170
		- 4.25	- 1.00	177
レフ代表値	⟨- 4.25	- 1.25	170⟩	
		mm	D	deg
ケラトメーター値	⟨R1	7.94	42.50	178⟩
	⟨R2	7.71	43.75	88⟩
	⟨AVE	7.83	43.00	⟩
	⟨CYL		- 1.25	178⟩
瞳孔間距離	PD 60			

図2-4 レフラクトメーター、ケラトメーターの結果

右眼レフラクトメーター、ケラトメーター、左眼の順に印刷されます。Sは「球面レンズ度数」、Cは「乱視矯正用の円柱レンズ度数」、Aは「乱視の軸」のことです。

の説明は省略します。「PD（pupillary distance）」瞳孔間距離が出ているので、これを参考に視力検査用の検眼枠のサイズを選びます。

7 │ 視標

　視力検査のときに見せる視標は、日本では「C」の形をしたランドルト環（または、それに準ずるひらがな）が一般的ですが、海外では「E」やいろいろなアルファベットを使っています。また視力の表記は、日本では小数を使うことが多いのですが、分数視力や対数視力もあります。ここでは、

「日本で標準的なランドルト環による 5 m 視力表で測り、小数で視力を表す」という基準で説明します。ちなみに、ランドルトはスイス出身の眼科医の名前（エドマンド・ランドルト）ですが、なぜか日本でよく使われる視標です。

　小数視力は、視力を逆数で表したものです。視力が悪いほど小さい数字になるのでイメージしやすいのですが、通常の数字のように均等間隔になっていません。0.1 の視力が 0.2 になるのと、0.5 が 1.0 になるのが同じくらいなのです。単純に足し算して平均値を出すことができないため、データとして使うときは対数視力を用います。1.0 以上の視力は差があまりないので、1.2・1.5・2.0 の視標になっています。

　視標は 3 秒見せて、ぼんやりとでも輪の切れ目がわかる方向を答えてもらいます。同じ視力の視標の 5 つのうち 3 つ正解すれば、その視力と判定します。視力は片方ずつ測ります。健康診断で裸眼視力だけ測る場合は、本人の手や遮眼子（黒いスプーンのようなもの）で片方の目を隠しますが、眼科では矯正レンズを使う必要があるので検眼枠を使い、片方に遮閉板を入れます。

8 ｜ 視力測定

　5 m 視力表では 0.1 から 2.0 までの視標が出せます。0.1 視票が見えない場合、50 cm ずつ近づいてもらうか（通常 50 cm 刻みで床に印をつけています）、検者が 0.1 視標（「単独視標」と呼ばれる一つの指標だけが印刷されたものがあります）を持って、50 cm ずつ患者さんに近づきます。50 cm ごとに 0.01 から 0.1 まで 0.01 刻みの視力となります。

　0.01 が見えない場合は 表 2-1 の調べ方になります。視標を見せず、動きや灯りで調べる検査のため、検査していないほうの目の視力が良いと見えてしまいます。測定していないほうの目を本人の手のひらや眼帯などで隠します。

表 2-1 0.01 が見えない場合の調べ方

指数弁……指の本数を聞く
　→ c.f.（counting finger）、n.d.（numerus digitorum）
手動弁……手の動く方向を聞く
　→ h.m.（hand motion）、m.m.（motus manus）

　単に c.f. や h.m. と記載することもあれば、20 cm/c.f. や 20 cm/h.m.（眼前 20 cm でわかった）と書くこともあります。指数弁より手動弁のほうが視力は悪く、手動弁がわからない場合下記の光覚を調べます。

光覚弁……灯りがわかるかどうか聞く
　→ l.p.（light perception）、s.l.（sensus luminis）

　光覚はあり、なし（プラス、マイナス記号のことも）と記載しますが、「光覚なし」は医療的に完全に失明した状態で治療できないことを意味するため、最終的な判断は暗室で医師が行います。

9 ｜ 視力の記載法

右眼視力 = V.d.（visus dexter）
左眼視力 = V.s.（visus sinister）

　原則両眼を測ります。球面レンズの sph は S だけ、あるいは省略することもあり、円柱レンズの cyl は C だけ書くことがあります。レンズ度数を表す D、乱視軸の Ax も省略して書かないことがあります。

V.d. = 0.4（1.0 × sph-1.0D ⌒ cyl-1.0D Ax 180°）
右眼視力　　裸眼　（矯正視力　球面レンズ　プラス　円柱レンズ　　乱視軸180°）
V.s. = 0.6（n.c.）
左眼視力　　裸眼（レンズがないほうが視力が良好。矯正不能。non corrigent）

V.d.＝1.2×JB（あるいは KB）と書いてあれば、患者さんのメガネでの視力です。B＝Brille＝メガネ、j＝Jetzig＝現在の、k＝Kranke＝患者、を表します。

10 ｜ 矯正視力の測り方

視力検査、メガネ処方については、それだけで教科書を 1 冊書けるくらい奥が深いので、ここでは本当に基本的なことだけを載せておきます。裸眼視力の後に矯正視力を測ります。まず球面レンズで矯正していきますが、ベスト視力を出せるレンズがいくつかある場合、プラス寄りのレンズを選ぶのが原則です。遠視のプラスレンズは多い度数、近視のマイナスレンズは少ない度数となります。

表 2-2　裸眼視力が 1.0 以上の場合

①球面レンズ＋0.50D を入れて見えにくくなる場合には、そこで検査終了。視力は裸眼視力（n.c.）となります。

②球面レンズ＋0.50D を入れて変わらない、あるいは見やすくなる場合にはプラスの度数が強いレンズに交換していきます。

表 2-3　裸眼視力が 0.9 以下の場合

①球面レンズ＋0.50D を入れて見やすくなる場合には、球面度数を＋0.50D ずつ強くしていきます。

②球面レンズ＋0.50D を入れて見えにくくなる場合には、球面度数を-0.50D ずつ強くしていきます。

ただし、近視や遠視の度数が強いことがレフラクトメーターの結果からわかっている場合には上記のように検査していると時間がかかってしまうため、レフのデータより＋0.5から＋1.0 寄りのレンズから始めてください。器械で測るときには実際の度数より近視寄りに出ることが多いので、このようなレンズの選び方になります。

表 2-4　乱視の矯正

　乱視表を見せ、放射状の線が均一に見えていれば乱視はありません。ぼやけて見える方向に乱視用円柱レンズ−0.50D の軸を合わせて入れ、度数を増減したり軸を調整したりして放射線が均等に見える度数と軸を決めていきます。レフラクトメーターのデータも参考にします。クロスシリンダーを使った乱視矯正方法もありますので、詳しくは他の教科書を参照ください。

11 ｜ 視力検査は意外に難しい

　視力検査は経験も必要な検査です。まずは裸眼視力と本人のメガネ（あるいはコンタクトレンズ）での視力を測り、記載できるようになりましょう。健康診断で必要となります。矯正視力を測るのに一番簡単な患者さんは、白内障術後で視力が安定している人です。屈折値が変わらず、矯正視力が良好とわかっているからです。一番難しいのは、幼児の視力検査でしょう。子どもは検査に集中できないことが多いのと、調節力（ピントを合わせる力）がとても強いので、視力を測っているうちにどんどん度数が近視側に変化してしまうのです。

　そして、メガネ処方は矯正視力が測れるようになってからです。患者さんの中には、レフラクトメーターのデータや矯正視力の度数でメガネが作れると思っている人が多く、時に「そのデータだけください」と言われることがあります。レフのデータが−3.0D の近視であっても、その度数レンズでベスト視力が出るかどうかは測ってみないとわかりませんし、矯正視力は片方の目のベスト視力です。メガネは両眼で使うものですし、どのようなときにどういう人が使うかによって度数が変わります。コンタクトレンズはレンズ指定で処方箋を書きますので、使うレンズと同じ種類の試しレンズを眼に入れた状態で矯正視力を測り、レンズの度数を決定します。メガネ処方箋でコンタクトレンズを購入することはできません。

生後直後は明暗くらいしか見えていない赤ちゃんの視力は、1歳で視力0.3くらいとなり、その後視力はぐんぐん成長していき、6歳（遅くても10歳）頃に成長が終わります。

成長時期に両眼が同じようによく見えていないと、「弱視」になることがあります。弱視とは、「視力の発達が障害されて起きた低視力」ということで、メガネやコンタクトレンズを使っても見えるようにはなりません。そして大人になってからは治療ができません。視力の成長時期に、弱視となるような原因を見つけて治療する必要があります。「近視、遠視、乱視が強い」、「左右の度数差が大きい」、「斜視、眼瞼下垂、先天白内障がある」、「眼帯を使っている」などが弱視の原因となります。

通常は患者さんと向かい合っているので、患者さんの右眼が左側に、左眼が右側にあります。時々、検者側から見た左右で答える患者さんがいるので注意が必要ですが、検査や診察は原則両眼行う、それも右眼、左眼の順としておいたほうが間違いは起こりにくくなります。手術時には仰臥位になり位置関係が変わるので要注意です。

なお、余談ですが、私は仕事中の左右が身に染みこんでいるためか、エアコンフィルターに左右があるタイプを逆に（「右」と書いてあるものを自分の左側に）入れようとしてしまうのもこの職業ならではの間違いだなと思っています。

3 結膜

POINT

・結膜がどこにあるか知っておく
・うつる結膜炎、うつらない結膜炎について知る

 プロローグ：コンタクトレンズは眼の後ろに落ちない

「先生！　コンタクトレンズが取れなくなった方が来院されます。眼の後ろに落ちてしまうと大変なことになると心配されていましたので、受付時間ギリギリですが引き受けちゃいました」

「あー、受付はしても大丈夫だけど、レンズは眼の後ろに落ちないよ〜」

「ええ⁉　眼の後ろに行かないんですか‼」

「結膜がカバーしているからね。眼の後ろにものが入ってしまうようだと大変じゃない〜」

「そうだったんですかー」

　結膜は半透明の粘膜です。白目部分の上を覆う球結膜部分と、まぶたの眼球側を覆う瞼結膜部分があり、上下まぶたのポケット状になっている奥（「結膜囊（けつまくのう）」と呼ばれます）で折り返してつながっています（**図 3-1**、**写真 2 ➡ p.103**）。

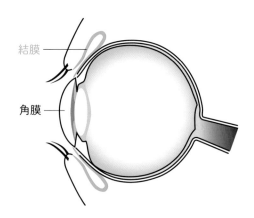

結膜

角膜

図 3-1　結膜の場所（眼球断面図）

まぶたの眼球側の表面は結膜で、白目表面の結膜とつながっています。

　ここがつながっているので、目の表面にあるものが眼球の後ろに行ってしまうことはありません。行方がわからないコンタクトレンズは上まぶたの裏側にくっついているか、知らないうちに落としてしまっています。手術などで眼球の後ろのほうを触るときは、結膜を切開します。白内障手術は角膜切開のことも多く、その場合には全く結膜には触りません。

　時々「白目にしわが寄る」と心配されて受診する方がいますが、球結膜はその下の白く透けて見える強膜にきっちりくっついている膜ではなく、間に「テノン囊」と呼ばれるゆるい組織があります。そのため、正常な状態であっても、ある程度しわは寄ります（**写真 3 ➡ p.103**）。高齢になると、結膜が余っているようなしわになることがあり「結膜弛緩（けつまくしかん）」と呼ばれます（**写真 4 ➡ p.104**）。結膜弛緩が涙目や異物感の原因となっているときには切除することがあります。

　結膜は目の表面にあるため、目に入ってきたものに感染したり、アレルギーを起こしたりしやすく、結膜炎になります。感染による結膜炎は「細菌性結膜炎」や「ウイルス性結膜炎」、アレルギーを起こすと「アレルギー性結膜炎」となります。どの結膜炎も結膜の充血と目やに（「眼脂」と言います）の症状があります。うつるとされる結膜炎は、ウイルス性結膜炎だけです。

・細菌性結膜炎

　通常、小児と高齢者に見られる結膜炎です。最初、目やには水っぽいこともありますが、膿のような目やに（膿性眼脂）が特徴的です（**写真5 ➜ p.104**）。

　痛みやかゆみなどの症状はほとんど起こりません。抗菌点眼薬が効きますが、薬がなくても治ってしまうことがあります。時に抗菌薬が効かない耐性菌による結膜炎や、下記に挙げる性行為感染症に伴うものがあります。

・ウイルス性結膜炎

　うつりやすいものは第7章（➜ p.49）で詳しく説明しています。目やには水っぽいことが多く、本人が目やにと自覚していないこともあります。

　単純ヘルペスによる結膜炎は軽症のことも多く、流行することはまずありません。帯状疱疹が目の周りに生じたときは、結膜炎のほか、様々な眼症状が起きることがあり眼科での治療が必要です。一方、麻疹や風疹になったときに結膜炎症状が出ることがありますが、特に治療は必要ありません。

・アレルギー性結膜炎

　花粉症が有名ですが、いろいろなものが原因となります。詳しくは第4章（➜ p.28）を参照してください。目やには水っぽいものから膿のようなものまでいろいろです。

結膜炎の診断は症状から行うことが多く、全例に検査を行うことはありません。アデノウイルスの診断キットや、アレルギー性結膜炎診断用の涙液IgE を調べるキットは、診断に悩む場合に補助的に使っていることが多いと言えます。その理由として、①アデノウイルスをチェックするキットの感度が80%程度と低いこと、②花粉症が毎年起こる人は改めて診断する必要がないこと、などが挙げられます。

目やにがサンプルとして取れるようであれば、スライドグラスに標本として作り染色すると診断に役立つ情報が得られます。細菌性結膜炎で治りにくい場合には培養まで行うことがあります。

クラミジアと淋菌は性行為感染症を起こす細菌ですが、結膜炎も起こします。産道感染で新生児に結膜炎を起こすこともあります。クラミジアはなかなか治らない結膜炎として受診してくることが多く、急激に悪化することはありませんが、淋菌は大量の目やにが出て角膜に穴があくこともあります。クラミジアは点眼あるいは軟膏を何度も使うことで治りますが内服治療も行います。淋菌は抗菌薬の全身投与が必要となりますが、最近は耐性菌も出てきて治療に苦労することがあります。

感染した人が性器を触った手で目を触る、精液そのものが目に入ることで結膜炎は起こります。そのため、結膜炎だけ起きることはありませんし、アデノウイルスのように大流行してしまうこともありません。結膜炎がこの2つの性行為感染症であると診断がついた場合は、もともとの感染症も治療する必要があり、性行為のパートナーも同時に治療しないと、延々と感染を繰り返すことになります。ウイルスのような抗体ができないため何度でも感染してしまうのです。

　コンタクトレンズにはハードとソフトがあります。どちらも角膜の上に載せて視力を矯正します。ハードコンタクトレンズは酸素透過性、矯正視力の出方が非常に優れていますが、素材が硬めにできているため入れたときのゴロゴロ感に慣れない人がいます。また、ずれやすいのでスポーツ時には向かないレンズです。ソフトレンズは素材が軟らかいために入れた感じの違和感がなくスポーツ時も取れてしまうことは少ないものの、度数が強いと周辺部の酸素透過性が悪くなります。

　角膜は涙に溶け込んだ空気中の酸素を取り込んでいますが、角膜の上にコンタクトレンズがあるとレンズ越しに酸素を取り込まなくてはならなくなり、レンズの酸素透過性が低いと酸素不足になってしまいます。酸素透過性の良いレンズのほうが眼には良いのです。

　ソフトレンズは「従来型」と呼ばれる約1年間使えるものと、1日で使い捨てるもの、2週間あるいは1か月の「定期交換」のタイプがあります。1日の使い捨てレンズは目から外したら捨てるものですが、他のソフトレンズ、そしてハードレンズはこすり洗いによる洗浄を行う必要があります。実際の洗浄方法や洗浄液、また、つけ方や外し方は、レンズを扱う場合に確認してください。洗浄液、保存液、レンズの扱いは、ハードとソフトで異なります。

　一つ覚えておいたほうがよいのは、「ハードレンズは水道水で洗浄できるけれども、ソフトレンズは水道水を使ってはいけない」ということです。ハードレンズは水分が浸透しませんが、ソフトレンズは水分を吸ってしまうため、浸透圧の違いでレンズが変形したり、水道水の成分で変色したりします。また、飲むには問題のない程度の微生物や細菌も、レンズにつくと角膜感染症を起こす原因となることがあります。

4 花粉症

POINT

・花粉症はどうすれば治るかを知っておこう
・アレルギーについて説明できるようになる！

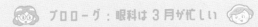 プロローグ：眼科は 3 月が忙しい

「あー、できれば 3 月は避けてもらったほうがいいんだけど。この時期はどうして
も混むのよ。うん、じゃあ、4 月の予約ということで」

「先生、電話はお友だちの予約ですか？」

「うん。"家族全員で受診して、ゆっくり相談もしたい"と言われると 3 月はちょっ
とねえ」

「え？　どうしてですか？」

「3 月は花粉症で外来が一番混む月なのよ〜。花粉が多い年、患者さんであふれか
えった外来がつらかった……！」

「花粉症は耳鼻科が混むんだと思っていました。眼科も混むんですねえ」

「目もかゆいのよ！　人見さんは花粉症ないの〜？」

　花粉症については毎年話題になりますし、多少なりとも症状が出る方は多いので今さらの説明かと思いますが、花粉症とは「花粉に対するアレルギー症状」のことです。「花粉症＝スギ花粉症」と思われるほどスギが有名ですが、当然他の花粉に対してもアレルギーを起こす人はいます。 図 4-1 は代表的な花粉の飛ぶ時期です。ハンノキはスギより早くに飛ぶ木の花粉で、カモガヤはイネ科で夏の花粉症、ブタクサ・ヨモギはキク科で秋の花粉症の原因となります。イネ科の花粉、と説明すると「近くに田んぼなんてない」と言われることがありますが、イネ科の植物は雑草としてよく見かけるものです。

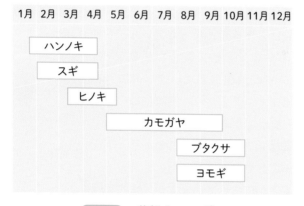

図 4-1　花粉カレンダー

スギに反応する人はヒノキにも症状が出ることが多いのです。桜が咲く頃に症状が一段落する人はスギだけのアレルギー、ゴールデンウイークくらいまで続く人はヒノキのアレルギーも持っている場合が多いです。

　スギとヒノキは 300 km も花粉が飛ぶので、都会にこれらの木がなくても花粉症の原因となります。「スギ花粉が多く飛ぶ」と予報が出ている日は、外に出ると花粉を避けることはできません。イネ科・キク科の花粉はせいぜい 100 m くらいしか飛ばないので、生えているところに行かなければ症状は出ません。北海道にスギはほとんどありませんが、シラカンバ（シラカバ）の木があり、この花粉に反応する人がいます。スギ花粉症のひどい人が花粉に反応せずに暮らせるのは、沖縄県くらいでしょう。

アレルギーとは、通常は無害な物質に対して免疫系が異常な反応をすることを指します。スギの花粉が有害物質でないことはわかると思いますが、その花粉に反応してしまう人がいるわけです。アレルギーは体質です。全くアレルギーがない人もいますし、アレルギーの反応が強く出る人と軽い人と程度も様々です。また、何に対してアレルギーを起こすのかも個人差があります。

アレルギーの原因を「アレルゲン」と呼びます。アレルゲンが体内に入ると、そのアレルゲンに反応する体質の場合に IgE 抗体が作られます。IgE を作りやすいのがアレルギー体質と思ってもらってよいでしょう。IgE 抗体は肥満細胞の表面にある受容体（シグナルを受けて細胞に伝える構造）に結合して、そこに IgE を作る元となったアレルゲンが再びやってくると、肥満細胞からロイコトリエン・ヒスタミンなどのメディエーターが放出されて、アレルギーの症状が出ます（ 図 4-2 ）。実際にはもっといろいろな反応があるのですが、アレルギーの本質は「アレルゲン＋IgE ＋肥満細胞」ということです。

スギ花粉症は広く知られていますが、食べ物のアレルギーは、特定の食べ物を食べることができないと自己申告した場合などに、ただの好き嫌いと誤解されることもあります。「細かく刻めば大丈夫」、「黙って出せば食べても何も起きない」と思われてしまうと、時に死に至ることもあるので危険です。食べ物のアレルギーでは「アナフィラキシー」と呼ばれる重症になったり、呼吸困難になったりすることがあるからです。私はエビのアレルギーがあり火を通せば大丈夫という程度なのですが、寿司屋で

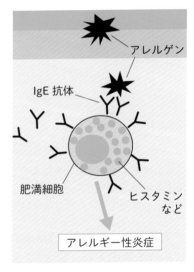

図 4-2　アレルギー反応

アレルゲンが体内に入ると、肥満細胞上にある既に作られていた IgE 抗体と結合して、細胞からヒスタミンなどが放出され、アレルギー性炎症が起こります。

それを伝えたところ、「ウチのは新鮮なエビだよっ！」と怒鳴られたことがあります。アレルギーは個人の体質なので、エビ側の問題ではありません。いくらエビが新鮮でも起こります。

3 ｜ 症状

　花粉症の症状は、アレルギー性結膜炎とアレルギー性鼻炎によるものです。結膜炎では、目のかゆみ、充血、目やに、涙目を訴えます。診察時には多少充血が見られる程度であまり重症感がないこともよくあります（写真6 ➡ p.104）。

　症状が軽いと「かゆみ」までいかずに、「ゴロゴロする」という訴えのこともあります。症状が強いと充血がひどくなり、時にうつりやすいウイルス性結膜炎（第7章 ➡ p.50）と区別がつきにくくなることがあり要注意です。鼻炎は、くしゃみ、鼻水、鼻づまりの症状が出ます。その他には、喉のかゆみ、咳、耳や肌のかゆみ、肌荒れ、頭痛や熱っぽいという訴えもあります。

　花粉症というと鼻炎の症状のほうが有名なようですが、結膜炎症状が強くて眼科に来る患者さんも多いので、スギが一番飛ぶ3月は耳鼻科も眼科も患者さんが多くなります。目と鼻の両方が重症の人もいれば、どちらか片方の症状が主体、という人もいます。その差がどうして出るのかは判明していないようです。

　よく「アレルギーですね」と診察後に言うと「何のアレルギーですか？」と聞かれます。アレルギーは原因によって症状が異なることはないのでわかりません。スギの時期に来院すればスギの可能性は大きいのですが、ヒノキにも反応するかもしれませんし、ハウスダストのような1年中症状が出るアレルギーかもしれません。

4 ｜ 診断

　アレルギー性結膜炎の確定診断は、結膜に好酸球がいるか、涙液中・血液中にIgEがあるか、原因と考えられるアレルゲンを皮膚に入れると反応するか（プリックテスト、スクラッチテスト、皮内反応）などの方法があります

が、実際の外来では全員には行いません。花粉のシーズンに目のかゆみ、充血、くしゃみ、鼻水を訴えていれば、まず花粉症で間違いないですし、シーズン以外のアレルギー性結膜炎も診察するだけでだいたい診断できるからです（なお、好酸球とは、肥満細胞によるアレルギー反応の後にやってくるアレルギーの症状特有の細胞です）。

　アレルギーとウイルス性結膜炎の鑑別が難しかったり、アレルギーの症状が軽くかゆみの訴えがなかったり、それまで花粉症を経験していない患者さんがアレルギーの診断に納得がいかない時には、涙液中 IgE を調べるキットは役立ちます。涙液は量が少ないためにアレルギーの原因判定はできないので、その場合には採血などを行います。ただし、アレルギーの症状が結膜炎だけで鼻炎などがないと、採血で IgE 抗体値も低く、個別のアレルゲンに対する反応が全く出ないこともあります。逆に、採血や皮膚反応でアレルギー反応が出ても症状がないこともあり、検査は一つの目安にしかなりません。

5 ｜ 治療

　アレルギー体質は生まれつきです。これを完全になくすことはできません（歳をとると軽快することはあります）。スギに対してアレルギーが出る体質があっても、スギに出合わなければ、そして出合ってしまって IgE が作られても、その後スギが体内に入らなければアレルギー反応は起こりませんが、この理論ですとずっと沖縄県にいなくてはなりません（沖縄県にもスギが少し生えているそうですが、花粉が飛ばないようです）。

　花粉症に対しての治療の考えは、

(a) アレルゲンに反応しにくいようにする
(b) アレルゲンをなるべく体内に入れない
(c) アレルギー症状に対して薬を使う

となります。

　(a) の方法は、「減感作療法」「アレルギー免疫療法」と呼ばれ、アレルゲンを少しずつ体内に入れることでアレルギー反応が起きないようにする治療

法です。以前は皮下注射でしたが、最近はエキスを舌の下に入れる舌下免疫療法が主体となっています。治療導入後は自宅で行えますが、現在はスギとダニのみ、それも別々に行う必要があります。また数年にわたって行う必要があり、すべての人に効果が出るわけではありません。

　（b）の方法は、スギのシーズンにニュースでもよく取り上げられていますが、スギの飛散が多い日はなるべく外に出ないようにし、マスク、メガネ、ゴーグルで鼻と目から入るスギ花粉を減らすようにします。外出から帰宅後は人工涙液を点眼して花粉を目から洗い流します。ソフトサンティア®、ロートソフトワン®という人工涙液が市販されています。また、ウェルウォッシュアイ®という点眼型洗眼薬もあります。

　（c）のように根本的な治療ではなく症状に対して薬を使う方法を「対症療法」と呼びます。結膜炎の症状に対しては抗ヒスタミン薬の点眼を使います。抗ヒスタミン薬の点眼は、レボカバスチン（リボスチン®）、ケトチフェン（ザジテン®）、オロパタジン（パタノール®）、エピナスチン（アレジオン®、アレジオン®LX）があります。1日4回の点眼です。なお、アレジオン®LXは濃度が2倍のため1日2回です。内服薬のほうが強くて効果があると思っている人が多いのですが、目の症状には点眼です。抗ヒスタミン薬の点眼だけで症状が抑えきれないときにはステロイド点眼を使いますが、後述するように副作用があるために、本当に症状が強いときに短期間使うようにしてもらいます。

6 ｜ 初期療法

　花粉が飛ぶ2週間前くらいから治療を行うと、症状が軽くなる、症状の出る時期が短くなる、ということがわかっていて「初期療法」と呼ばれています。だいたい2月中旬のバレンタインデー（14日です、念のため）の頃からスギ花粉の本格的飛散が始まりますので、1月末からの治療をお勧めしています。抗ヒスタミン薬は、既にアレルゲンに反応して肥満細胞からヒスタミンなどが放出された後に効くもののため初期療法には向いていないのですが、前述した点眼薬のレボカバスチン以外は、メディエーター遊離抑制作用もあり、肥満細胞からのヒスタミンなどの放出を抑制する作用があるため

初期療法としても使えます。

眼科で診るアレルギー性結膜疾患は 表 4-1 のように分類されます。

表 4-1　アレルギー性結膜疾患

1. アレルギー性結膜炎（季節性、通年性）
2. アトピー性角結膜炎
3. 春季カタル
4. 巨大乳頭結膜炎

　スギ花粉症は、季節性のアレルギー性結膜炎です。通年性アレルギーはハウスダストやダニのように一年中あるアレルゲンに反応する結膜炎で、症状、治療方針は初期療法以外花粉症と同じです。

・アトピー性角結膜炎
　アトピー性角結膜炎は、アトピー性皮膚炎に伴うアレルギー性結膜炎で、角膜に傷ができることも多いため病名に「角」が入っています。アトピー性皮膚炎の患者さんの全員に眼症状が出るわけではありませんが、結膜炎の症状が出ると、まぶたの皮膚と結膜炎の双方を治療しないと治りにくい病気です。以前はステロイドの点眼と軟膏しか使えず、ステロイド薬の副作用が出やすい子どもの患者さんの治療には苦労したものですが、最近では免疫抑制薬の点眼と軟膏（タクロリムス：プロトピック®軟膏、タリムス®点眼）で眼圧上昇の副作用を起こすことなく治療できています（**写真 7 ➡ p.105**）。

・春季カタル
　春季カタルは、結膜に増殖変化を起こすアレルギー性結膜炎で、名前のように春に悪化することが多く、子どもに見られる病気です。成長と同時に軽快していくことがほとんどです。上眼瞼の結膜に石垣状の乳頭増殖が見られ

るタイプと、輪部（角膜の周辺部）に増殖が見られるタイプがあります。こちらも角膜に傷を作ることが多い病気です。免疫抑制薬の点眼が効きます（**写真8 ➜ p.106**）。

・巨大乳頭結膜炎（giant papillary conjunctivitis：GPC）

　巨大乳頭結膜炎とは、眼表面にある異物に対して起きるアレルギー性結膜炎で、上眼瞼の結膜に大きめの乳頭が出るのでそう呼ばれています（**写真9 ➜ p.106**）。原因はコンタクトレンズがほとんどのため、最近は「CLPC（contact lens-induced papillary conjunctivitis）」と呼ばれています。コンタクトレンズ以外に手術の縫合糸、義眼も原因となります。かゆみというよりコンタクトレンズがずれる、汚れる、くもる、充血、目やにが出る、ゴロゴロする、という訴えが見られます。レンズが原因の場合、使用を中止するか種類を変更しないと治りません。

8 │ ステロイド薬の副作用

　手術後や炎症が強いときにステロイド点眼は使われます。アレルギー性結膜炎によく使われるのは、0.1％フルオロメトロン（フルメトロン®）です。花粉症の症状がひどいときも処方し、すぐに効果が現れるため患者さんに喜ばれますが、その副作用には要注意です。眼表面に感染を起こしやすくなるほか、眼圧が上がることが一番心配される副作用です。感染は痛みや充血が出るために患者さん自身でもわかりやすい副作用ですが、眼圧上昇はほとんど何も症状が現れません。そして、眼圧が上がり視神経が死んでしまうと緑内障となるわけですが、これは元に戻せません。ステロイド点眼を中止すれば眼圧は下がることが多いのですが、時にステロイド点眼をやめても眼圧が高いままで治療が必要になることがあります。

　ステロイド点眼は何回も点眼すると効果も出ます。しかし、副作用も出やすくなります。「目がかゆい」、「この薬はよく効く」と何度も点眼していたり、副作用の説明を聞いたのに、1本だけ処方されたステロイド点眼を主治医に黙って度々使っていたり、ということをよく経験します。受診時は点眼していないので眼圧が低く、あるとき眼底写真を撮って視神経が変化しているの

にびっくり、ということがあるのです。

　この副作用が出るのはある程度遺伝で決まっていて体質のようなものなので、ステロイド薬で眼圧の上がる人を「ステロイドリスポンダー」と呼んでいます。子どもに出やすい副作用なのですが、子どもは眼圧検査が難しいためにステロイド点眼の処方は本当に必要なときに短期間だけ行います。眼圧上昇の副作用は点眼で一番出やすいです。ただ、他の剤型（内服、塗り薬、点鼻）でも出ることがあるので、長期間ステロイド薬を使っている患者さんは眼科での眼圧チェックが必要でしょう。

　ステロイド薬内服で出る、糖尿病、高血圧、消化性潰瘍、満月様顔貌（ムーンフェイス）、ニキビ、骨粗しょう症などの副作用は、点眼では見られません。白内障は、どちらかというと内服のほうで出やすい副作用です。また、急にステロイド薬内服を中止することで起きる離脱症候群も点眼では起こりません。

9 ｜ 眼圧測定

　眼圧測定の方法は、非接触型の「ノンコンタクトトノメーター」（シュッと風が出てくる眼圧計）、と「ゴールドマン眼圧計」がよく使われています。ゴールドマン眼圧計は細隙灯に付属しているもので医師が診察時に計測しま

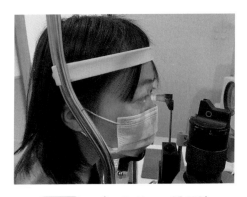

図 4-3　ゴールドマン眼圧計

点眼麻酔後、涙液をフルオレセイン染色して計測します。角膜に接触する部分は取り外しができるので消毒ができます。

す。眼の表面に触れるため点眼麻酔が必要です（ 図 4-3 ）。

　どちらの眼圧計も顔を顎台に載せないと計測できません。点眼麻酔はしみる刺激が強いのと、ゴールドマン眼圧計は近づいてくるので、特に子どもは怖がってしまい計測できないことがほとんどです。非接触型は 4 歳くらいで理解できると計らせてくれますが、検査が難しい子どももいて、基本的に子どもの眼圧は測りにくいと思ってください。

　アレルギーが重症でステロイド点眼を処方する場合、眼圧上昇の副作用を考えるとできるだけ短期間の使用とし、点眼している間は眼圧が測れること、という条件つきでの処方となります。眼圧は眼科以外ではまず計測できないので、他科でステロイド点眼処方をすることは副作用のチェックができないままの処方となり、到底お勧めできません。

　どの眼科にもあるわけではありませんが、持ち運び可能の眼圧計もあります。寝たきりの方や子どもの眼圧計測に使います。また、患者さんが自分で計測するタイプのものもあります。Tono-Pen ®（トノペン）、Perkins（パーキンス）、iCare ®（アイケア）などです。アイケアは点眼麻酔なしで計れます。

5 麻酔など

POINT

・眼科で使う麻酔方法の種類を知っておこう

 プロローグ：目に指が入って激痛

「う……」

「先生？　どうしたんですか??」

「睫毛が目に入ったので綿棒で取ろうとしたら、角膜に触っちゃったのよ！　痛かった……」

「やだあ、先生、眼科医なんだから点眼麻酔して取ればいいのに〜」

「いや、結膜上に見えていたから大丈夫と思ったのよ」

「ん？　結膜は麻酔しなくて触れるんですか？」

「表面をちょっと触るだけなら平気よ〜」

　角膜は正面から見ると虹彩が透けて見える透明な組織で、結膜は白目の表面と上下まぶたの眼球側にある粘膜です（**写真 10** ➜ p.106、 図5-1 ）。どちらも眼球の一番表面にあり触ることができます。経験上知っている人も多いと思いますが、角膜部分は触ると痛みを感じ、結膜はそれほどでもありません。

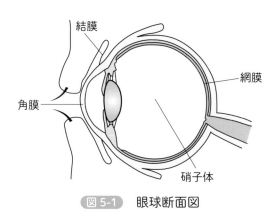

結膜
網膜
角膜
硝子体

図 5-1 　眼球断面図

眼球の一番表面は角膜と結膜です。眼球内の内側は硝子体があり、球体の内側は網膜となっています。

　眼科でよく使う麻酔方法を挙げます。

・点眼麻酔

　オキシブプロカイン（ベノキシール®）が外来診療ではよく使われます。麻酔効果は 20 分ほど続きます。外来で点眼麻酔をするのは、ゴールドマン眼圧計や接触型レンズ、処置の器具などが眼表面に触れるときです。4％リドカイン（キシロカイン®）は手術時に使われ、1 時間ほど効いています。どちらも点眼時にしみる感じが強い薬です。白内障手術は点眼麻酔だけで終わることも多くなっていますが、術者や手術内容によっては追加の麻酔を行

います。点眼麻酔は角膜、結膜の表面には効果がありますが、皮膚側や結膜下の眼瞼部分には効きませんので、そこに処置をする場合には注射などを行います。

・結膜下麻酔

結膜下の浅い部分に針を入れて麻酔します。

・テノン嚢下麻酔

テノン嚢とは結膜と強膜の間の部分で、そこから針を眼の奥のほうにまで入れて麻酔を行います。

・球後麻酔

眼球の後ろにまぶたの皮膚から針を刺して麻酔する方法です。麻酔が効いている時間も長く、眼球も動かなくなります。

3 | 接触型レンズ

眼球内を観察するにはいろいろなレンズを使います。倒像鏡（**第1章➡p.5〜6参照**）で眼底を診るときにもレンズを使いますが、細隙灯を使って眼球内を診るには眼に触れない「前置レンズ」や、角膜に載せて使う「接触型レンズ」を用います。接触型レンズは、眼底の観察だけでなくレーザーを行うときにも使い、種類は様々です。眼球は球体のため、患者さんに上下左右を見てもらっても通常の方法では検者に見えないところがありますが、接触型レンズの中に角度を変えたミラーが入っているものがあり、このレンズを使うと眼球内のほとんどを観察することができます（ **図 5-2** ）。スコピゾル ® 眼科用液を角膜に接するレンズ部分に載せることで、観察しやすくしています。スコピゾル ® が不要のレンズもあります。

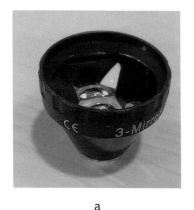
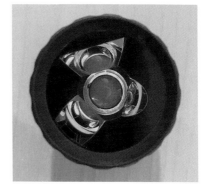

a   b

図 5-2　接触型レンズ（スリーミラー）

a：サイズが小さいほうを角膜に載せて使います。
b：真上から見ると 3 種類のミラーが内部に入っているのがわかります。

4 ｜ 網膜

　網膜は剥離しても痛くありませんが、はがれてしまうと大変です。早めの手術が必要となります。網膜は眼球の一番内側で、見たものの情報を受け取り視神経に伝える神経組織なのですが（ **図 5-1** ）、はがれた状態が長く続くと手術をしても元に戻せなかったり、形として元に戻せても視力が回復しなかったりします。

　網膜剥離は、20 代と 50 代によく起こります。若い頃の剥離は、眼球が大きい近視眼に起こるもので、引き伸ばされて薄くなった網膜に穴ができることが原因です。50 歳以上に見られる網膜剥離は、硝子体が縮んで起きる後部硝子体剥離（**第 8 章➡ p.57 参照**）によるものです。「飛蚊症が増えた後に見えないところが出てきた」、「膜状のものが見える」というときには網膜剥離が強く疑われます。

5 ｜ 眼科領域のケガ

　角膜はちょっと傷がついてもすごく痛いのに緊急性はなく、網膜剥離は全く痛みもないのに緊急性がある、というように、眼科領域の病気は痛みと重

症度が一致しないことが多いものです。目の周りのケガは、眼球が穿孔していると緊急の手術が必要となりますが、これもまた痛みとは関係ないことが多く、肉眼では何も起きていないように見えることがあります。目を打った後に突然視力低下した場合、緊急性がそれほどでもないことも急ぎ治療が必要なことも両方あり、眼球周囲のケガは診断が難しいため必ず眼科医が診るべきです。

　「打撲だから」と保冷剤などで冷やしながら圧迫して受診してくる方が多いのですが、眼球が穿孔していたら症状が悪化してしまうこともあります。できるだけ触らないように眼科受診してもらいましょう。眼球自体のケガは冷やす必要がありません。

6 角膜

POINT

・角膜、網膜、ぶどう膜はどこにある膜かを理解する

 プロローグ：青い眼になりたい

「先生〜、先日角膜移植をお勧めした患者さんから問い合わせなんですが、青い眼になりたい場合は海外の角膜にしたほうがいいのでしょうか、と」

「ねえ愛ちゃん、角膜って何色？」

「え？　角膜は透明ですよね」

「透明なものを移植して青い眼になる？」

「あ、あれ？　じゃあ、青い眼ってどうして青いんでしたっけ？」

「あれは虹彩の色が見えているからでしょ。角膜はどんな人でも透明です」

「やだあ、そうでした」

角膜は眼の表面、中心部にあり透明です（ 図 6-1 ）。

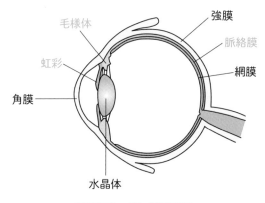

図 6-1 　眼球断面図

角膜は透明なので、虹彩の色が「瞳」の色として見えています。虹彩から続く毛様体・脈絡膜を「ぶどう膜」と呼びます。脈絡膜は網膜と強膜の間にあります。

　瞳の色が違って見えているのは、角膜の内側にある虹彩の色が見えているからです（**写真 11 → p.107**）。
　眼の色を変える簡単な方法はカラーコンタクトレンズを使うことです（**写真 12 → p.107**）。

　角膜は 0.5 mm と薄い組織ですが、 図 6-2 のようなきれいな層構造になっています。眼球の一番表面にあり、透明で光を通し屈折（光の進む方向を変えること）させています。意外に思われる方も多いのですが、角膜は水晶体よりも光を屈折する力が大きいのです。
　上皮はしっかりとした 5〜6 層の構造で、その上に涙が広がっているので感染には比較的強く、結膜のように外界からの細菌やウイルスによる感染はそれほど多く起こりません。ただし、上皮がないとバリアーがない状態とな

ります。上皮は通常でも定期的に入れ替わっていて、本来は傷の治りが早い場所ではありますが、傷ができた場合には早く治さないといけません。

　そして上皮より内側の実質は治りが遅い場所なので、実質までの深い傷ができると、治っても角膜の透明度が落ちてしまうことがあります。角膜実質はコラーゲン線維が規則正しく並ぶことで透明度を保っているところだからです。

　角膜内皮は角膜の一番内側にある1層の細胞です。角膜内に水分がたまりすぎないようにポンプの働きをしています。この細胞は上皮と違い、一度減ると戻りません。減った細胞部分は残った細胞が面積を広くしてカバーしていきます。内皮が減る原因は、手術や炎症、コンタクトレンズなどがあります。あまりに数が減ってしまうと角膜内に水がたまる水疱性角膜症となります。

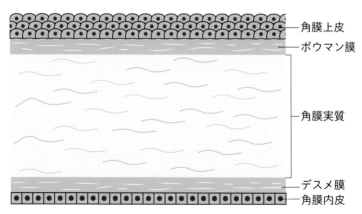

角膜上皮
ボウマン膜
角膜実質
デスメ膜
角膜内皮

図6-2　角膜の構造

表面から角膜上皮、ボウマン膜、角膜実質、デスメ膜、角膜内皮の順に層を作っています。角膜上皮は一番外側にあり表面に涙が広がっています。内皮は前房の房水に触れています。

3 ｜ フルオレセイン染色

　まずは、**写真13**（➡ p.108）をご確認ください。蛍光色素であるフルオレセインは目の表面の診察時に使われます。染色後、細隙灯の青い光で観察

します。上皮がないところ、上皮細胞の接着が弱いところを染める色素なので、角膜や結膜の上皮の状態をチェックできます。そして涙も染まるので、涙の量や涙が鼻のほうに流れていっているかの確認をするとともに、涙の安定状態も見てドライアイかどうかをチェックできます（**第 13 章➡ p.92**）。

4 ｜ 角膜移植の原因疾患

角膜移植が必要となる病気の主なものは以下の 4 つです。

・円錐角膜

本来球面である角膜の一部が突出する病気で、原因不明です。ハードコンタクトレンズで視力が出にくくなると移植を考えます。

・水疱性角膜症

何らかの原因（手術や炎症など）で角膜内皮の数が減ってしまい、角膜がむくんでしまう状態です（**写真 14 ➡ p.108**）。

・角膜白斑（混濁）

感染やケガが実質まで広がりきれいに治らなかった後に残った濁りです。生まれつきのこともあります（**写真 15 ➡ p.108**）。

・角膜変性症

遺伝による異常物質の角膜沈着で、年齢とともに沈着物は増えていきますが、全員角膜移植が必要となるわけではありません。レーザーで軽快することもあります（**写真 16 ➡ p.109**）。

5 ｜ 移植の方法

移植の方法は、以下の 3 つです。

・全層角膜移植

　昔より行われていた方法で、角膜全層を取り替えます。欠点は縫うことで生じてしまう乱視と、内皮があることによる拒絶反応です。角膜移植は拒絶反応の少ない臓器移植手術ですが、角膜内皮が拒絶反応を起こしやすいと考えられています（**写真 17 ➡ p.109**）。

・深層層状角膜移植

　内皮が正常な場合に、自分の内皮を残してデスメ膜より外側を交換する方法で、移植片は縫いつけられます。拒絶反応の対象となる内皮が移植されないために拒絶反応が減ります。円錐角膜、角膜白斑、角膜変性症などに行われます。

・角膜内皮移植

　水疱性角膜症のように内皮だけを取り替えればよいという場合に行われます。シート状にした内皮を前房内に入れるので縫わない手術となります。

6 ｜ アイバンク

　アイバンクとは、角膜を提供してくれる人と角膜移植を受ける人の橋渡しをする組織です。眼科側は手術を受ける人を待機者としてリストにしていますが、提供する側は死後の提供となるので家族や眼科以外の医療関係者がアイバンクに連絡することになります。眼科以外で働いているとしても、提供の機会があるかもしれないのでだいたいのことは知っておいたほうがよいでしょう。

　角膜提供（「献眼」と言います）はアイバンクに登録していなくても大丈夫です。脳死でも心臓死でも提供でき、本人の意思がわからなくても家族の同意で提供できます。感染症や持病など提供できない条件があるため、提供したいと申し出があった時点で、詳細をアイバンクに確認します。アイバンクは各都道府県に必ずあります。提供者の年齢制限はないものの、角膜はなるべく早く摘出すべきで（理想的には死後 12 時間以内）、早めに連絡しましょう。夜中でも当番の眼科医が摘出に来ます。摘出後は義眼を入れて外見

が変わらないようにしています。日本国内の献眼者数は足りていないので海外角膜を使うこともあり、それが冒頭のような会話になるわけです。

7 | ぶどう膜

　ぶどう膜とは、虹彩、毛様体、脈絡膜の部分のことです（ 図6-1 → p.44）。通常は触ることができない場所で、角膜から透けて見える虹彩以外は見ることもできません。網膜のようにはがれることはありませんが、血流が豊富な場所のため炎症を起こすことがあり、「ぶどう膜炎」と呼ばれています。ぶどう膜炎は前のほうの虹彩、毛様体だけに炎症が起きることもあり、その場合は「虹彩炎」、「虹彩毛様体炎」と呼ばれます。

・虹彩

　散瞳（瞳孔が大きくなる）と縮瞳（瞳孔が小さくなる）を行うことで、眼に入る光の量を調節しています。

・毛様体

　前房にある房水を産生し、水晶体の厚みを変えてピントを合わせる調節も行います（第 10 章→ p.70、第 11 章→ p.77）。

・脈絡膜

　網膜へ栄養と酸素を届けます。

　虹彩の色が人種によって異なるように、脈絡膜の色も違います。脈絡膜自体は網膜と強膜の間にあるので見ることはできませんが、網膜にその色が透けて見えます。写真 18（→ p.109）のように日本人の眼底写真はちょっと暗い色調で、例えば青い眼を持つ白色人種の場合には真っ赤な明るい眼底写真になります。「原田病」というぶどう膜炎になった後に、脈絡膜の色が抜けて白人のような眼底になることがあり、「夕焼け状眼底」と呼ばれています。

7 うつりやすい結膜炎

POINT
・うつりやすい結膜炎には注意しよう
・「ものもらい」はうつらないことを覚えておこう

 プロローグ：警戒される充血

「おはようございまーす」

「!! ちょっと、その充血はいつから？」

「あ、これですか〜？」

「触らないっ！ 診察するからすぐこちらへ！」

「え、朝来る途中に……」

「はいはい、まず診察」

──診察後

「診た感じ、急にアレルギー症状が起きたみたいね」

「来る途中に猫がいたのでかまっていて、触った手でうっかり目をこすっちゃって……。その後から充血してるみたいなんですよ。猫好きなのに、アレルギーがあるんですよねえ」

「まあ〜。それなら仕事しても大丈夫ね」

「あ、うつりやすいか心配してるんですね。検査キットで調べて陰性なら確実ですよね。やりましょうか？」

「いや、キットの感度が80％だから、陰性でも大丈夫とは言えないのよ」

「え、そうなんですか!?」

　目の充血を訴えて受診する病気の中に、ウイルスによる非常にうつりやすい結膜炎があり注意する必要があります。入院中の患者さんがこの結膜炎を発症すると、病棟閉鎖をして全員が退院するまで感染が収まらないこともあります。そして100％確実な診断法がないのも困りもので、「この結膜炎はうつりやすいかも」というふうに、常に細心の注意を払って感染予防します。

　うつりやすい結膜炎は 表7-1 に挙げた3つです。どれもウイルスによるもので、かかった場合、流行させないために学校保健法による出席停止が決められています。

　自覚症状としては必ず「充血」を訴えての受診ですが、目やには涙のような状態のことが多いので自覚していないこともあります。その他、涙目、まぶしさ、まぶたの腫れ、異物感、痛みを訴えることがあります。診察して「濾胞性結膜炎」と呼ばれる症状があり耳前リンパ節腫脹があればウイルス性結膜炎が考えられ、アデノウイルスの場合診断キットで陽性となれば確実です。結膜の濾胞とは、リンパ球が集まって盛り上がった小さな粒状の変化です。角膜上皮びらんや眼瞼結膜にできる偽膜（炎症の変化で起きる膜）、「多発性角膜上皮下浸潤」と呼ばれる角膜の濁り（**写真20 ➡ p.110**）は、流行性角結膜炎に見られることの多い症状です。

　アデノウイルスによる重症結膜炎で目以外の症状がないものが「流行性角結膜炎」、アデノウイルスによる軽症結膜炎に全身症状（発熱、咽頭痛、時に腹痛、下痢。全部の症状が出ないことが多い）を伴い子どもに多いものが「咽頭結膜熱」、と考えてよいでしょう。「急性出血性結膜炎」は球結膜の出血が特徴ですが、最近は出血がはっきりしないこともあるようです。

　これらの結膜炎に特効薬はありません。自然に治るのを待つしかないのですが、角膜に傷ができたり、細菌感染を起こすこともあるので抗菌点眼薬を処方したり、角膜の濁りにはステロイド点眼を処方します。

表7-1　うつりやすい結膜炎

病名／英語名（略称）／俗称	原因ウイルス	病期
流行性角結膜炎 epidemic keratoconjunctivitis（EKC） はやり目	アデノウイルス	2〜3週間
咽頭結膜熱 pharyngoconjunctival fever（PCF） プール熱	アデノウイルス	1週間
急性出血性結膜炎 acute hemorrhagic conjunctivitis（AHC）	エンテロウイルス コクサッキーウイルス	数日

※　流行性角結膜炎は、**写真19**（→ p.110）を参照。

（→ p.110）

3 ｜「流行性角結膜炎ではない」というのが難しい

　ウイルス性結膜炎とアレルギー性結膜炎は、結膜炎の症状が似ていることがあります。急性出血性結膜炎は結膜出血、咽頭結膜熱は全身症状から診断は比較的容易ですが、流行性角結膜炎は時にアレルギー性結膜炎との区別がつかないことがあります。

　アデノウイルスによる感染を診断するキットはいくつか市販されています。これが陽性結果であれば、アデノウイルスによる結膜炎と確定診断できますが、アデノウイルスに感染していてもキットが陽性と出ない率が2割くらいあるのです（「感度が80%」と言います）。また、キットによるウイルス検出率は発症3日目から下がってしまいます。結膜炎症状に、耳前リンパ節腫脹、偽膜、角膜混濁が出ていれば「流行性角結膜炎」と診断できますが、これらの症状も必ずしも出るわけではなく、偽膜、角膜混濁は初期には見られません。キットが陰性で「アレルギーかな」と様子を見ていたら、偽膜、角膜混濁が出てきて流行性角結膜炎だった、と判明することもあります。ですので、充血がある患者さんは皆ウイルス性結膜炎の可能性があると思って注意したほうがよいでしょう。

　3 つの結膜炎は接触感染でうつります。目やにや涙液に出たウイルスが、本人や家族、および医療従事者の手や物について広がっていくのです。咽頭結膜熱は咽頭にもウイルスが出るため、咳、くしゃみの飛沫感染と、糞便にウイルスが出るのでプールの水から感染することがあります。

　アデノウイルスは「乾いたものの上でも 1 か月以上生き残っていた」という報告もあり、うつりやすく、そしていろいろな場所で生き残ることができるウイルスなのです。ウイルス感染対策としての消毒薬、消毒法、清拭などは、日本眼科学会のガイドラインにあるので参照してください（https://www.nichigan.or.jp/Portals/0/resources/member/guideline/conjunctivitis-6.pdf）[1]。各職場でのルールも決まっているはずです。うつりやすいウイルス性結膜炎と診断された（あるいは疑いの）患者さんは、診察時間を最後にしたり、診察場所を分けたりという対策も効果的です。

　感染症に対しては、（医療従事者も含む）どのような人も、「他人にうつす可能性のある病気を持っている」という考えが大事です。なので、ウイルス性結膜炎と思われる患者さんに触れた器具だけを特別に滅菌する、というのではなく、人に触れたものは滅菌・消毒の必要があると思ったほうがよいでしょう。そして手洗いです。手洗いは結膜炎予防に対しても効果的です。コロナ禍として過ごした 2020 年はインフルエンザが少なかったのですが、アデノウイルスによる結膜炎も非常に少なかった年でした。逆に、普段あまり手洗いをしていない人がいかに多かったのか……ということでもあります。診察室でいきなりコンタクトレンズをはずそうとする患者さんがいてびっくりしますが、コンタクトレンズをはずすときも入れるときも手洗いをしてから行いましょう。

5 │ たかだか結膜炎、うつってもよいのでは？

　結膜炎で亡くなることはないため、「なんでそんなに神経質になるの？」とたまに言われます。流行性角結膜炎に感染してみるとわかりますが（幸いなことに私は感染したことがありませんが）、「これが結膜炎なの？」という

ようなつらい症状が出てしまうのです。結膜炎という診断が信じられずに眼科を転々とする患者さんもいるくらいです。充血・目やにだけでなく、まぶしい、ゴロゴロする、痛いという症状が数週間続くのは耐え難いですし、角膜病変（**写真 20 ➡ p.110**）が出ると見えにくくなります。この混濁はステロイド点眼によく反応して消えることが多いものの、時にステロイドが効かなかったり副作用が出たり、混濁が何年にもわたって残ることがあります。乳幼児に出てしまうと弱視（**第 2 章➡ p.22 参照**）の原因になることもあります。

6 | ものもらいはうつらない

「ものもらいはうつる」と思っている人が多いのですが、うつりません。うつりやすく流行してしまう眼科の病気は前述した 3 つの結膜炎くらいです。

患者さんが「ものもらい」と言って受診するものには、「麦粒腫（ばくりゅうしゅ）」と「急性霰粒腫（せいさんりゅうしゅ）」があります。麦粒腫は、まぶたにある脂や汗の分泌腺に細菌感染したものです。急性（化膿性）霰粒腫は、まぶたにある脂の分泌腺のマイボーム腺が詰まってできた霰粒腫に細菌感染したものです。炎症がない霰粒腫は、まぶたに触れるしこりです。

原因である細菌は、もともとまぶたにいたり、汚い手で触ったりすることで感染を起こしています。細菌が原因ですので、抗菌薬の点眼、軟膏が効きます。どちらも腫れて痛みの症状があり、膿が見えることもあります。まぶたに触って痛いポイントがあるのが、結膜炎との違いです。

7 | 「ものもらい」地図

「ものもらい」は地域によっていろいろな呼び方があります。私がよく聞くのは「めばちこ」です。他にも「めいぼ」、「めこじき」など多数あり、呼び名の分布図が作られているくらいです。興味のある人はインターネットで検索してみてください。

　「目が充血している」という訴えの中には、充血ではない「結膜下出血」（**写真 21 → p.110**）のことがあります。結膜下出血が特徴であり病名にもなっている「急性出血性結膜炎」もありますが、他に症状がなく突然白目が真っ赤になる結膜下出血は、ほとんどが原因不明です。出血の程度や範囲はいろいろです。効果のある薬もないために自然吸収を待ってもらいます。

【参考文献】
1）薄井紀夫. 院内感染対策. 日眼会誌. 2003; 107: 27-32.

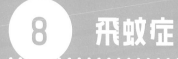

8 飛蚊症

POINT

・飛蚊症について理解しよう
・眼底検査について理解しよう

 プロローグ：終了間際に来院した飛蚊症の患者さんにがっかり

「先生〜、急に目の前にゴミが飛んで見えるようになった、という患者さんがもうすぐ来院されまーす。これ"飛蚊症（ひぶんしょう）"と言うんですよね。この前勉強して"かぶんしょう"と読み間違えていたことを初めて知りましたよ。って、あれ、先生、どうしたんですか?? テンションだだ落ちしてますけれど……」

「今日ね、終了10分前の今、患者さんがいないから、すぐ帰れるな〜って思ってたのよ。○○屋が開いてる時間に間に合うからパフェでも食べに行こうって」

「やぁだ、10分もあれば診察終わりますよ。先生診察早いし」

「ううん、飛蚊症は散瞳検査が必要だし、治療できる紹介先を探さなくてはならいこともあるから、1時間はかかるなあ」

「えっ！ そうなんですか!!」

1 | 飛蚊症とは

　飛蚊症とはその字のごとく、虫のようなものが見える症状のことです。その正体は目玉の中に浮いている濁りです。眼を動かすとちょっと遅れて濁りが動く、という特徴があります。そして明るいところや、青空、白いものが背景のときによく見えます。

　濁りの原因の多くは老化現象ですが、時に視力に大事な網膜に穴が開いていたり、はがれてしまっていたり、眼の中に出血、炎症が起きていることもあります。原因を調べるには「散瞳検査」が必要です。

2 | 硝子体とは

　飛蚊症の表現はいろいろで、虫のほか、糸くず、けむり、ゴミ、水滴、髪の毛などが見えると訴え、時に、詳細な絵まで描いてくる患者さんもいます。その原因は眼球内の硝子体に浮かんでいる濁りです。

　図 8-1 は眼球の断面図です。焼き魚を食べるときなどに魚の目を触ったことがある人は知っていると思いますが、眼球は結構硬いものです。その硬

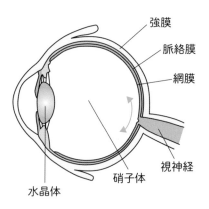

図 8-1　眼球断面図

眼球は外側から強膜、脈絡膜、網膜という層構造になっています。後ろ側には脳につながる視神経が、前のほうにはレンズの役割を担う水晶体があり、眼球の前のほうの一番外側は透明な角膜です。図中の矢印は通常の眼底写真で写る範囲のイメージを表しています。だいたいこのあたりしか写真では見えていません。

い部分は「強膜」と呼ばれる白いところです。ヒトの正面から見える「白目」はこの強膜が結膜の下に透けて見えているのです。眼球の一番外側の壁が強膜で、内側には視力に大事な網膜があり、強膜と網膜の間に血管豊富な脈絡膜がある、という層構造になっています。魚の目を潰すと、透明なドロッとした内容物が出てきますが、これが眼球の中にあるゼリー状の硝子体です。眼球内は何もないわけではなくこの硝子体があるのですが、硝子体が何のためにあるのか実はよくわかっていません。ゼリー状のものに浮いている濁りなので、眼球を動かすと一拍遅れて濁りが動きます。

3 │ 飛蚊症の原因

　飛蚊症を病名だと思っている人もいますが、「症」とあるように正確に言うと、これは「症状」のことです。飛蚊症の原因はいくつかあります。

　多くは年を取ることによって起こる加齢変化です。硝子体は子どもの頃には、すみからすみまでピチッと詰まっていますが、年を取ると縮んだり液化したりするために飛蚊症の症状が出ます。縮んだ影が見えたり、ゼリー状と液体状の境目が濁りとして見えたりしているのです。この変化だけであれば治療の必要はありませんが、時に急ぎ治療しなくてはならない状況があります。

　硝子体が縮むときは、眼の後ろ側の網膜とくっついているところがはがれ、これを「後部硝子体剥離」と呼びます。網膜剥離と違い硝子体がはがれること自体に緊急性はありませんが、時に血管を破って出血を起こしたり、網膜をひっぱってしまい穴を作ることがあります。「網膜の穴＝網膜裂孔」があると網膜剥離になってしまうことがあり、網膜剥離は失明の原因となります。裂孔のうちにレーザー治療を行う必要がありますし、網膜剥離になってしまうと手術となり、どちらも早めの対応が勧められます。

　後部硝子体剥離が原因ではない網膜裂孔や出血（出血の原因もいろいろありますが、ここでは省略します）も飛蚊症を起こしますし、炎症などが起これば これも飛蚊症の原因となります。出血や炎症も治療が必要です。

　単なる年齢的な変化で放っておいてもよい飛蚊症なのかどうかは、散瞳検査をしないとわかりません。「飛蚊症がある」という自覚症状だけでは原因

を判断できないのです。

　散瞳検査とは、目薬を使って瞳（ひとみ）＝瞳孔を開いて（大きくして）、眼球の中を見る検査です。目薬の効果が出るまでに 20〜30 分かかります。瞳が元に戻るには数時間かかりますが、その間はピントが合わずまぶしく感じるので、車の運転はできなくなります。全く見えなくなってしまうわけではありませんし、瞳孔が元に戻るまでずっと眼科で待ってもらう必要はありませんが、特に手元が見えにくくなるので仕事がしづらくなるでしょう。

　瞳孔を開くことを「散瞳」と呼びます。白内障手術のように眼球内の手術をするときにも散瞳します。眼に光を当てると瞳孔が小さくなりますよね。こちらの変化は「縮瞳」と呼ばれますが、眼球内の検査や手術をするには眼球内に光を入れないと見えませんから、散瞳しないと行えません（緑内障や斜視の手術は散瞳しません）。散瞳した後は、倒像鏡を用いて眼底検査を行いますが（検査の様子は**第 1 章➡ p.5〜6 参照**）、患者さんに上下左右を見てもらうと広範囲の眼底を見ることができます。特殊なレンズ（眼の表面に載せるレンズは**第 5 章➡ p.40 参照**）を使って細隙灯で診察すると、拡大してより詳しく見られるようになります。

　飛蚊症の訴えがある場合には、視力検査をしてからこの散瞳検査を行いますので、診療が終わるまでに時間がかかります。散瞳検査の結果、網膜剥離や網膜裂孔が発見され、対応できない眼科であれば加療できる紹介先を探さなくてはなりません。

　実際に自分を散瞳してみると見え方の不自由さがよくわかると思います。そして点眼した瞬間に点眼薬がしみるのも体感できるため、一度時間のあるときに検査を受けてみるのもお勧めです。

　散瞳すると眼圧の上がるタイプの眼があり（**第 12 章➡ p.87 参照**）、初めて散瞳を受ける患者さんにはまず医師の診察が必要です。診察時に散瞳が危険と判断されれば、レーザーなどの処置を行うこともあります。カルテに「次回散瞳」とあれば、指示通りに行って大丈夫です。

　『瞳をとじて』という歌がありますが、自分の意思で瞳孔を開いたり閉じ

たりはできません（念のため）。ものすごく興奮すると散瞳しますが……。

5 | 散瞳薬

　トロピカミド・フェニレフリン塩酸塩（商品名：ミドリン ®P、サンドール P、オフミック ®、ミドレフリン ®P）の点眼薬を使います。この薬の主成分は、トロピカミドとフェニレフリンの 2 つです。時に点眼薬に入っているフェニレフリン（アルファベットでは phenylephrine。これが商品名 P の由来です）にアレルギーを起こす方がいて、検査が終了して帰宅した頃に目の充血、まぶたの腫れ、かゆみが出ることがあります。こういう方には、トロピカミドだけの点眼薬（商品名：ミドリン ®M、トロピカミド「日点」）を使います。トロピカミドだけでは散瞳効果が少し弱いため、通常はフェニレフリンが入っているほうを使います。

　他にも散瞳効果のある点眼薬はありますが、通常の外来で眼底検査に使われるのはここで述べた点眼薬です。

6 | 眼底写真

　「眼の中の検査をするのであれば、眼底写真で大丈夫じゃない？」と思うかもしれませんが、通常の眼底写真は散瞳していても撮れる範囲が限られます。眼球が球体のため、全体をカメラで撮るのが難しいからです。眼底写真で見えている範囲は、 図 8-1 （➔ p.56）の矢印で示したあたりくらいです。広い範囲の眼底写真が撮れる器械もありますが、高額なため持っている眼科は限られます。

　飛蚊症の原因である出血や網膜剥離が通常の眼底写真で見える範囲に起きていればもちろん写真に写りますが、網膜剥離を起こす網膜裂孔は写真に写らないところに起きることが多いものです。また、硝子体の変化は網膜より手前の空間に浮いているのでたまに影のように写ることもありますが、写真ではわからないことがほとんどです。飛蚊症で受診した場合には散瞳しての眼底検査が必要となります。

　糖尿病があると眼の中に出血を起こすことがあり、「糖尿病網膜症」と呼ばれています（**写真 22 → p.111**）。血糖値が高い状態が続くと網膜血管が障害され、そこをカバーするような血管ができますが、異常な血管のため出血しやすいのです。進行すると増殖膜ができて網膜剥離の原因にもなり、日本人の失明原因の多くを占めています（**写真 23 → p.111**）。基本的な治療は血糖値を下げることですが、網膜症が初期の頃にはレーザー治療をすることができるので早期発見が重要です。糖尿病網膜症はかなり進行しないと視力も悪くなりません。**写真 22** では網膜症の変化がはっきりと写真に写っていますが、写真に写らない眼球周辺部に網膜症が起こることもあり、糖尿病であれば眼科で散瞳検査を定期的に受ける必要があります。

　網膜症がまだ出ていないときや網膜症が初期の場合には、1 年に 1 回程度の検査で済みますが、網膜症が進行すると検査間隔が短くなります。当然、患者さんには眼科医から次回診察時期を伝えていますが、主治医の内科医との連携をよくするための手帳があります。 図 8-2 は眼科で渡しているものです。同じような手帳が内科でも使われていて、どちらも内科では採血の結果、眼科では網膜症の状態を記入し、連絡手段として用いています。

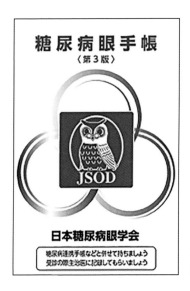

図 8-2　糖尿病眼手帳

視力や眼圧のデータ、糖尿病網膜症の状態、次回定期検査の予定などを記入して患者さんに渡します。

9 点眼・点入

POINT

・患者さんに点眼できるようになろう

 プロローグ：点眼しようとするとなぜ口を開ける患者さんが多いの？

「あら、何楽しそうに思い出し笑いをしているの？」

「ふふ。"目薬しますよ"って患者さんに上を向いてもらうと、口まで開ける人が多いんですよ。高齢の患者さんたちがかわいいなあ、と思って。なんで口を開けるんでしょうねえ」

「それは、上を向きやすくなるからです」

「ええっ、そんなあっさりと説明するなんて……」

「試しにやってみて」

「あ、ほんとに首が後ろに曲がりやすくなりますね」

「レントゲンで調べてみた人もいるわよ。『角膜ナイトスクープ』※って学会のときのイベントで発表してたわ」

「……。先生、学会で何やってるんですか？？」

※角膜ナイトスクープ
　関西で有名なテレビ番組のように、お題を与えられた眼科医たちが探偵活動をする、という角膜カンファランスのときに行われるセミナー。

　患者さんに点眼するときは、下まぶたを「あかんべー」したポケット部分（結膜嚢）に液が入るようにします。正面を見ていても点眼しようと思えばできますが、睫毛や目の表面に容器が触ってしまうこともあり、座っている場合にはプロローグで紹介したように顔も眼も上を向いてもらうと点眼しやすくなります（図 9-1）。

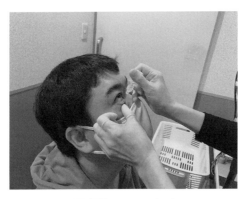

図 9-1　点眼方法

患者さんには顔も眼も上を向いてもらい、下まぶたを下方にひっぱり結膜嚢に 1 滴を点眼します。

　顔だけでなく眼も上を見てもらうのは、敏感な角膜部分に点眼容器がもし触ってしまうと痛いからです。仰向けに寝ていたほうがもっと点眼しやすいので、入院中の患者さんの場合には仰臥位で点眼するほうがよいでしょう。
　点眼後にあふれ出た液はティッシュペーパーで拭きとります。眼科手術後には清浄綿などを渡していますが、通常はティッシュで大丈夫です。緑内障の治療点眼薬の中には、まぶたの皮膚に薬液が残っていると色素沈着の副作用が出るものがあるため、点眼後に洗顔することを勧めています。
　点眼容器を怖がる患者さんの場合はまぶたを閉じていても点眼できます（図 9-2）。顔を上げてもらい、目頭部分に点眼し、下まぶたを下に、あるいは目尻を耳側にそっと引くと目の中に薬液が入っていきます。乳幼児では就寝しているときに点眼することもあります。

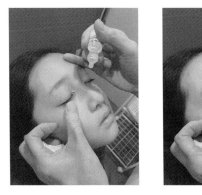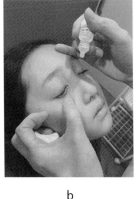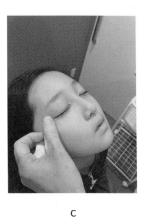

a b c

図 9-2　まぶたを閉じた状態で点眼する方法

a：顔を上に向けてもらう、あるいは寝ている時に目を閉じた目頭部分に点眼液をたらします。
b：下まぶたを下にひっぱると薬液が目の中に入っていきます。
c：目尻を耳側にひっぱると薬液が目の中に入っていきます。

2 ｜ 点眼容器の持ち方

　多くの人は容器の横を持って押していますが（**図 9-3 a**）、容器の底部分に指を当てると液体の出方をコントロールしやすくなります（**図 9-3 b**）。

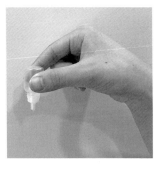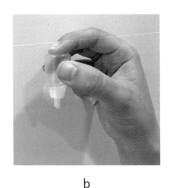

a b

図 9-3　点眼容器の押し方

a：容器の横を 2 本の指で押すのが一般的です。
b：容器の底に指を 1 本添えた状態で横を押すと点眼量がコントロールしやすくなります。

いろいろなメーカーの点眼薬を使ってみるとわかりますが、とても点眼しやすい容器が存在します。手指が変形していたり、力が弱い患者さんは点眼しにくくなるので、使いやすい容器を選びましょう。

3 | 点入方法

　軟膏を目に入れることを「点入」と言います。軟膏のチューブから下まぶたの結膜嚢に直接入れることもできますが（図9-4a）、量がコントロールできなかったり、まぶたに触ってしまったりすることも多いので、綿棒や硝子棒に軟膏を載せて入れる方法がお勧めです（図9-4b）。上まぶたに「ものもらい」ができた場合でも、眼内に軟膏を入れるときは下まぶたの結膜嚢で大丈夫です。軟膏はまぶたの皮膚側に塗ることもあるので、処方した医師の指示通りに使います。皮膚に塗る場合には、軟膏を指にとって塗って大丈夫です。

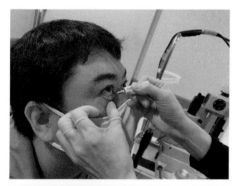
a

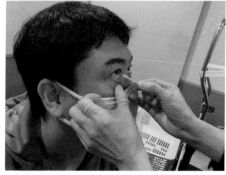
b

図9-4　点入方法

a：下まぶたの結膜嚢にチューブを押して軟膏を入れます。
b：チューブから直接入れると、眼表面にチューブの先が触ってしまったり、量が調節しにくかったりするので、綿棒の先に軟膏を載せて入れる方法もあります。

4 | 点眼、点入の量

　点眼は1回に1滴で十分です。点眼の1滴は30〜50 μL、結膜嚢は個人差がありますが最大でも約30 μL、そこにたまっている涙は7 μLくらいですので、点眼1滴でもあふれる計算になります。

　軟膏は、基本は「1 cmを点入」とされています。点眼1滴に含まれる抗菌薬と同じ量が軟膏1 cm分だからです。そのため、皮膚に塗る場合などは適量となります。

5 | 点眼後

　点眼液は眼表面から吸収させたい薬です。点眼後にまばたきを多くすると鼻のほうに薬液が流れていってしまいます（ 図9-5 ）。鼻に流れる量を少なくするには、点眼後数分間、目頭部分を軽く押さえるとされていましたが、目を閉じているだけでも効果があるとわかってきました。

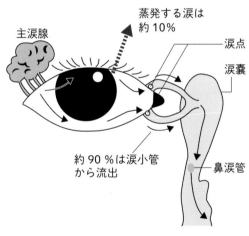

図 9-5　涙の流れ

涙は上まぶたの耳側奥にある涙腺で作られ、眼表面を流れた後に鼻側の上下にある涙点から鼻に流れていきます。

　点眼、点入の順番は、水性点眼、懸濁性点眼、ゲル化する点眼、軟膏が最後、というのが原則です。ゲル化点眼や軟膏は、他の薬の吸収を妨げるために最後のほうに使います。

　ほとんどの点眼薬は水性です。懸濁性点眼は振って使う点眼で、一番よく見かけるのはステロイド点眼であるフルオロメトロン（フルメトロン®）です。あと、ドライアイ治療薬のレバミピド（ムコスタ®）、抗アレルギー薬のレボカバスチン塩酸塩（リボスチン®）、白内障治療薬のピレノキシン（カタリン®、カリーユニ®）、緑内障治療薬のブリンゾラミド（エイゾプト®）、ブリンゾラミド・チモロールマレイン酸塩配合（アゾルガ®）などがあります。

　ゲル化する点眼は、緑内障治療薬のチモロールマレイン酸塩持続製剤（チモプトール® XE、リズモン® TG）、抗菌薬のオフロキサシンゲル化点眼です。緑内障治療薬のカルテオロール塩酸塩持続製剤（ミケラン® LA）と、その点眼が配合されているミケルナ®はゲル化点眼ではありませんが、同じように眼表面に長くとどまる性質のためにゲル化と同じ扱いになります。

　通常点眼と点眼の間は5分以上あけますが、ゲル化点眼の場合には、他の点眼使用後10分以上あけて使います。同じ性質の点眼液なら、薄まることを考え一番効かせたいものを後に、刺激のあるものは涙が分泌されて薄まることを考えて後に、とします。

　ソフトレンズの場合には、点眼液に含まれる防腐剤の塩化ベンザルコニウムがレンズに吸着する可能性があり注意が必要です。ハードコンタクトレンズや1日の使い捨てレンズの場合には、レンズを使っているときに上から点眼してもまず問題ありません。その他のソフトレンズ（約1年使える通常のソフトレンズ、または2週間あるいは1か月で定期交換するレンズ）は点眼の際にレンズをはずすか、日常的に点眼するのであれば防腐剤なしのものを選びましょう。軟膏の場合は、入れるとレンズが曇ってしまい見えに

くくなるので、就寝前だけに使うか、レンズ使用を中止してもらいます。

　処方点眼薬 1 本の容量は 5 mL が多く、両眼に 1 日 4 回使うとだいたい 2 週間でなくなります。検査や処置に使う点眼麻酔薬や散瞳薬は 1 本 10 mL のものもあります。緑内障の点眼薬で 1 日 1 回の薬は 2.5 mL が 5 mL 容器に入っているので、薬液が入っていないと思ってしまう患者さんも時々います。軟膏は 1 本 3.5 g か 5 g となっています。

　冷蔵が必要な点眼薬は意外に少ないのですが、遮光が必要なものは多くあります。点眼容器は遮光になっていないため、患者さんが使用する際には容器についてくる遮光の袋に入れてもらいます。医療機関では冷蔵庫に入れておくのが簡単です。ただし、「冷蔵がダメ」という製品があったり、軟膏は冷蔵すると固くなり使いにくくなったりするので、どう保存するかは事前に確認してください。

　開封後は長くても 1 か月で破棄します。溶解して使うセフメノキシム塩酸塩（ベストロン®）点眼は 1 週間、患者さんにお勧めして買ってもらうことの多い市販の人工涙液（ソフトサンティア®、ロートソフトワン®）は 10 日で破棄します。ちぎって使う使い捨てタイプの点眼薬は点眼後に破棄となります。

　おくすり手帳などがなく患者さんが使っていた薬がわからない場合、日本眼科用剤協会のサイト（http://gankayozai.jp/medical/database.html）では後発品まですべての点眼、眼軟膏の写真を見ることができるので見当がつけやすくなります。ただし、サイトの閲覧は医療関係者に限られています。

　開発後に１つの会社が独占販売する薬を「先発品」と呼んでいます。その独占できる時期が数年で終わると、主成分が同じ薬を他の会社が安く売り始めます。これを「ジェネリック（後発品）」と呼んでいます。海外では先発品と全く同じ後発品もありますが、日本では主成分以外は変更するのが通常です。そのため点眼薬では防腐剤や添加物が異なることがあります。「点眼した感じが異なる」と言われることもあり、患者さんが希望するメーカー指定で処方することもあります。

　薬剤の一般名とは薬そのものの名前で、通常先発品は商品名がついています。昔は後発品にも商品名をつけることが多かったのですが、現在は「一般名称、剤形、含量、製薬会社名」となっていることがほとんどです。

　例えば、緑内障治療薬の一般名称「ラタノプロスト」は、先発品の商品名が「キサラタン ®」、後発品の記載方法は「ラタノプロスト点眼液 0.005％（製薬会社名）」です。この点眼薬の後発品は 20 社以上のメーカーから販売されています。

　現在、処方箋で薬を出す際には一般名称で記載して出すことが多く、この場合は薬局でどのメーカーの薬を出すか選ぶことになります。患者さんの希望があったり医師が指定したりする場合には、処方箋に商品名を記載して「変更不可」とすると、メーカー指定で処方することが可能です。

　なお、Ｒマーク「®」は登録商標マークです。「商標登録してあるものです」という証明ですが、薬品の場合はこれがついていたら商品名と思ってください。

　点眼、眼軟膏による副作用のほとんどが眼表面に起こるもので、しみる、かゆい、充血する、目やに、見えにくい、角膜の傷、角膜沈着物、アレルギー（結膜炎、皮膚炎）などがあります。稀ですが、ショック、アナフィラキシーといった全身副作用も起こります。

　以上が一般的な副作用で、どの薬でも起こる可能性はあります。薬の特有

な副作用で主なものは、 表9-1 の通りです。緑内障治療薬の副作用については第 11 章（➜ p.85）も参照してください。

表9-1 薬剤特有の副作用

症状	薬剤名
眼圧上昇	ステロイド薬、散瞳作用のある点眼
感染症	ステロイド薬、免疫抑制薬
白内障	ステロイド薬
気管支喘息、呼吸不全、不整脈、心不全	β遮断薬（緑内障治療薬）
虹彩色素沈着、睫毛の異常、皮膚色素沈着、上眼瞼溝深化	プロスタグランジン系緑内障治療薬
涙道閉塞、涙嚢炎	レバミピド（ドライアイ治療薬）
苦味、胃不快感	レバミピド（ドライアイ治療薬）
悪心、嘔吐、口渇、発熱、頭痛、動悸、顔面紅潮、痙攣、血圧上昇	アトロピン硫酸塩水和物（散瞳薬）
嚢胞様黄斑浮腫	緑内障治療薬

　点眼薬について語りたいことは多く、ご興味ある方は拙著『点眼薬の選び方』（日本医事新報社）を参照してください。

10 老化現象である老眼と白内障

POINT

・老眼と白内障は老化現象（100％の人がなる）であること
を知っておこう

 プロローグ：誰でも老眼になりますよ！

「……こ、こ、これは！」

「先生～、一人で爆笑してどうしたんですか？」

「原稿をメールで送る前に何か違和感あるなあ、と拡大してみたら、薬の商品名に
つけた登録商標の ® マークが全部 ☺ ちゃんマークになっていたのよ！」

「えー、先生、老眼が進んだんじゃないんですか？　私は老眼にならないから大丈
夫ですけど」

「ちょっと待って。愛ちゃん、"老眼にならない" って言ったわね？」

「ええ、そうです。私は近眼だからなりません」

「それはね、"私は死なない" と言っているのと同じよ。誰もが皆、すべての人が
老眼になるのよ！」

「ええっ!!」

　医学用語では老眼のことを「老視」と言います。老視は、ピントを合わせる力（＝調節力）の低下です。遠くを見ているときは、毛様体筋がゆるんでレンズ（＝水晶体）の厚みを薄くしています。近くを見るときには、毛様体筋が縮んで水晶体を厚くしています（図10-1）。

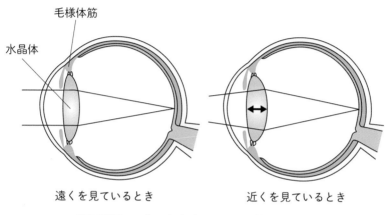

遠くを見ているとき　　　　近くを見ているとき

図10-1　ピントを合わせる調節の仕組み

遠くを見ているときは毛様体筋がゆるんで水晶体の厚みを薄くすることでピントを合わせ、近くを見ているときは毛様体筋が緊張して水晶体を厚くすることでピントを合わせています。

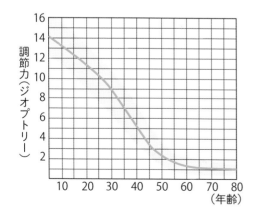

図10-2　加齢による調節力の低下

年齢とともに調節力は低下していきますが、70歳すぎにはほとんど変化しなくなり老視の進行は止まります。

年を取ると水晶体が硬くなり厚みを変えることが難しくなるために、このピント合わせがうまくいかなくなるのです。

老視は突然起きるわけではありません。 図10-2 は調節力の年齢変化ですが、10代の頃から既に調節力は落ち始めています。近くを見るのに必要な調節力がなくなるのがだいたい40歳前後なので、その頃老視に気づきます。

2 ｜ 老視の症状

老視になると、細かいものが見えにくい、間違える、疲れる、暗いところで見えにくい、ピントが合うのに時間がかかる、などの症状が出ます。老眼というと、目から離して見るようになるというイメージを持たれると思いますが、私個人が老視に気づいたきっかけは、エピソードに書いた見間違い（実際、あやうく原稿を送ってしまうところでした）や、3と8を見間違えた、手元をかなり明るくしないと黒いスカートのすそ上げが難しくなった、論文を読むのに集中できない、というようなことでした。

3 ｜ 近視の人も老視になる

近視の人ももちろん老視になります。調節力の低下は年齢により決まっているのです。ただ近視の人は手元が見えているので老視に気づきにくいだけで、メガネやコンタクトレンズで遠くがよく見える状態にすると、年齢に応じた手元の見え方になります。

一方、遠視の人は早く老視を感じます。遠視は遠くも近くも調節しないと見えません。子どもの頃は調節力が強いので遠近どちらもよく見えているのですが、加齢で調節力が落ちると、まず、より多くの調節力が必要な近くが見えにくくなり、そのうちに遠くも見えにくくなってきます。近視の人より強い調節力が必要なので、年齢的に早く老視を感じるのです。ただ遠視の人は子どもの頃はとても視力が良いので、老眼になり疲れやすさや見えにくい状態を改善するのにメガネが必要、ということがなかなか受け入れられないようです。

　老視は点眼薬やトレーニングで治るものではありません。度の調整、つまりはメガネやコンタクトレンズを使わないと見えるようにできません。近くがよく見える度数は、年齢、そして見る距離によっても変わるので、どういうときに使うメガネか、またはコンタクトレンズなのかを確認して処方しています。そして70歳くらい、あるいは白内障の手術を受けるまで、老視は進行するので、数年ごとに度を変える必要があります。

　近視の人はメガネやコンタクトレンズの度数を弱くすると、老視初期には対応可能です。そのうちに遠近両用のメガネやコンタクトレンズにしたり、遠くに合わせた度のメガネを使う一方で近くは裸眼にしたり、近くに合わせたコンタクトレンズをつけて遠くはメガネを使ったり、などその人に合った方法で矯正していきます。遠視の人は、まずは近くを見るためのメガネを使ってもらい、遠くも見えにくいようであれば遠近両用を試します。コンタクトレンズは基本的に近視用に作られているため、遠視用のものは度の種類があまりありません。

　白内障とは水晶体の濁りです。ほとんどが年齢的な変化のため、こちらも100%の人がなります。10代の頃から少しずつ濁りは増えていきますが、進行度合いは個人差が大きく、手術が必要となる時期は人それぞれでバラバラです。手術を受けずによく見えるまま寿命を迎える人もいますので、「○歳になったから手術を受ける」、「同年代の友だちが受けたから自分も手術を受ける」ということはありません。

　加齢以外の白内障の原因として、目のケガや炎症、ステロイド薬や放射線によるもの、アトピー性皮膚炎や糖尿病に合併したもの、先天性の場合が挙げられます。

　水晶体は外側をカプセルが包み（嚢と呼びます）、その内側に皮質という軟らかい部分があり、中心には核があります（図10-3）。どの部分にも白内障は出ます（写真24〜27 → p.112）。

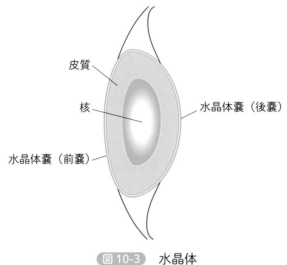

図10-3 水晶体

図10-1 の断面図と同じ向きの図です。中心が核と呼ばれ、一番外側は嚢で包まれ、核と嚢の間は軟らかい皮質です。

なお、巻末写真（**写真24〜27 ➡ p.112**）は、一番表面の角膜にスリット状の光が当たり、そして、瞳孔の向こうに水晶体が前嚢、皮質、核、皮質、後嚢、という順で見えることを表しています。

6 │ 白内障の症状と診断

視力低下がもちろん一番多い訴えですが、その他、まぶしい、メガネの度数が変わった、片方の眼で見ていてダブる、などの症状があります。

通常の診察でも白内障があることはすぐわかりますが、きちんと白内障の程度を調べるには視力を測り、散瞳検査まで行います。特殊な器械は必要ないので、どこの眼科でも診断できます。

7 │ 手術の時期

通常、白内障自体はゆっくり進行するものなので、急いで手術を行う必要はありません。両眼で見た矯正視力が0.7を切る頃、これは普通免許の視力

基準を満たさない視力ですが、日常生活に差し支える視力でもあるので、この頃に手術をお勧めしています。職業上、矯正視力の条件がある場合は早めに手術をすることもあります。また、視力が良くても早めに手術をしたほうがよい白内障もありますが、これは眼科医の判断となります。

8 | 手術

白内障は点眼薬では治りません。治すのは手術です。手術方法は、眼球に切開を入れ、水晶体の前嚢を切り取り、核を超音波で砕きながら吸い出し、その後皮質も吸い取り、眼内レンズを後嚢の中に入れて終了です（図10-4）。

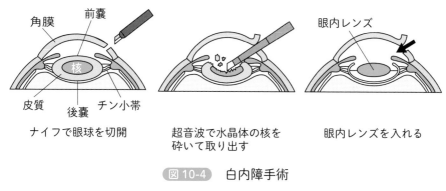

角膜　前嚢

核

皮質　後嚢　チン小帯

ナイフで眼球を切開

超音波で水晶体の核を
砕いて取り出す

眼内レンズ

眼内レンズを入れる

図10-4　白内障手術

眼球を切開し、水晶体の前嚢を丸く切り取ります。水晶体の核を超音波で細かくして取り出し、皮質も吸引します。残した後嚢の中に眼内レンズを入れて終了です。

今では日帰り手術が主体となっていますが、「簡単な手術だから」ではありません。手術技術、手術材料の改良により傷口が数 mm となったことが一番の理由です。かつては超音波の手術法がなかったため、核をまるごと取り出し、眼内レンズも折りたためなかったので傷口は結構大きく縫う必要があり、手術後の乱視も強い時代がありました。現在は縫わない白内障手術がほとんどですが、眼球に切開を加えるわけですから、当然、術後にある程度日常生活の制限があります。通常の洗眼、洗髪や重労働は 1 週間程度、スポーツは 1 か月やめてもらう、などです。

　眼内レンズを使った手術が保険適応になった頃は（私が研修医の頃はレンズ代金が自費でした。それほど昔の話ではないですよ……）、「人工物を入れるのはイヤ」という方が時々いらっしゃいましたが、白内障術後にレンズを入れないと強い遠視になることがほとんどで、日常生活にも支障をきたします。強い遠視のメガネやコンタクトレンズを使わないと見えません。

　もともと近視が非常に強いと、眼内レンズを入れなくてちょうどよく見えることもあります。『壺坂霊験記』という昔からある浄瑠璃の演目は、自殺しようと崖から飛び降りたら視力が回復した、という内容ですが、強度近視の人が白内障で見えなくなっていたのが、目をぶつけて水晶体が眼球内に落ちた結果見えるようになったのでは、とも言われています。実はこの水晶体を眼球内に落とす方法が白内障手術の始まりであり、昔行われていました。

　「白内障手術で水晶体を取ってしまったら、ピントはどう合わせているの？」と思ったら、老視（→ p.71）のところをきちんと読んで理解している証拠です。厚みを変えてピント合わせをしていた水晶体がなくなるわけですから、白内障術後は調節ができなくなります。通常の眼内レンズは遠くか近くかどちらかにしかピントが合いませんので、メガネで矯正します。加齢による白内障の場合には、もう調節力がほとんどなくなっている頃なので、手術をして水晶体がなくなっても見え方にあまり違和感は出ないようです。ただ、若い頃の手術では術後突然老視になってしまい、かなり不自由することが多いようです。

　そこで、白内障術後もピント合わせができるように使われているのが「多焦点眼内レンズ」です。通常の眼内レンズは「単焦点レンズ」と呼ばれ、度数は１種類しか入っていません。こちらは保険がきく手術となります。一方、遠近両用の眼内レンズは度数が複数入っているため「多焦点レンズ」と呼ばれ、手術は保険適用外となり自費です。

11 緑内障

POINT
・緑内障とその検査について理解しよう

 プロローグ：来なくなってしまう緑内障患者さん

「あら？ "風邪ひいたかも" と内科に行ったと思ったら、帰ってきて難しい顔をしてカルテ見てるけれど、愛ちゃんどうしたの？」

「先生、緑内障の山田さんってわかります？」

「ああ、あなたが初めて視野検査をした山田さん。何度も検査している患者さんのほうが詳しくて、検査のコツを教わったのよねえ」

「そうなんですよ。さっき内科で山田さんを見かけて声をかけようとしたら、ぷいっと顔をそむけられちゃって。"人違いかな" とも思ったんですけど、"そういや山田さん最近検査に来てないな" と思い出してカルテを見ていたんです。最後に来院されたの 1 年以上前ですね。目薬もなくなっていると思うのですが……」

「あら、そんなに間があいちゃってるのか。電話するか手紙を送ってみるかなあ」

「ねえ、先生、どうして治療しなきゃいけない病気があるのに来なくなっちゃうんですか？ 緑内障は進行すれば失明するかもしれない病気でしょう？」

「どうしてだと思う？ 緑内障の患者さんって治療をやめてしまう人が結構多いのよ」

「えー」

「今回あなたが内科に行ったのはどうして？」

「咳が止まらなかったからです」

「そして、もらった薬で咳が止まらなかったら？」

「もう 1 回受診します。」

「山田さんがもともと眼科に来たきっかけはなんだったかしら？」

「区の健診を奥さんに勧められて内科に行って、そこで眼科受診の紙をもらったからです」

「何か本人が困って……とか、症状があって……ではないでしょ？　そして、緑内障そのもので何か本人は困っていたかしら？」

「うーん、視力も良いし、視野に変化があっても日常生活に困るわけではないし」

「そうなのよ、緑内障はよっぽど悪化しないと "見えにくい" 症状は出ないし、点眼治療の効果があっても本人はわからないし、という病気なのよ。あなたの風邪みたいに何か症状がはっきりとあると "受診しよう" と思うんでしょうけどねえ」

　緑内障とは簡単に言うと、眼球から脳につながる視神経（約100万本）が死んでいき視野が欠ける病気です。視神経が眼球につながる部分は「視神経乳頭」と呼ばれ（**図11-1**）、眼底写真（**写真28 → p.113**）では丸く見えています。**写真28**では、視神経乳頭から血管が放射状に広がっていますが、神経も放射状に広がっています（**図11-2**）。通常神経は眼底写真では見え

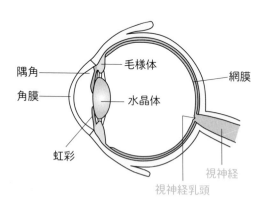

図11-1　眼球断面図

網膜に広がった神経は視神経乳頭部分で一つにまとまり、視神経として脳までつながります。

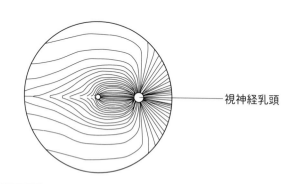

図11-2　眼底での神経線維の走行

神経線維は眼底写真では見えませんが、血管と同じように視神経乳頭から放射状に出ています。

ていませんが、死んでしまうとその部分は放射状の抜けとなり（**写真 29 →
p.113**）、そこに一致して、暗点（視野が欠けているところ）ができます。
神経が放射状となっているのは誰でも同じ状態なので、眼底で神経が死んで
いく変化、視野の変化は、緑内障に特徴的な変化となります。

2 ｜ 眼圧が上がるとは限らない

　読んできて「あれ？　眼圧のことがひと言も書かれていないけれど、眼圧
が上がるのが緑内障じゃないの？」、「頭痛や目の痛みがひどくて吐いてしま
うのが緑内障でしょう」と思ったかもしれません。眼圧は 20 mmHg までが
正常とされています。急激に眼圧が上がり、時に 40〜80 mmHg までにな
る急性緑内障発作は、目や頭が痛くなり吐いてしまう救急疾患ですが（**第
12 章→ p.87 参照**）、実はそれほど多くありません。緑内障の 7 割以上は眼
圧が上がらないタイプなのです。

3 ｜ 分類

　緑内障は大きく分けて、「原因不明のもの（原発性）」と「原因があるもの
（続発性）」の 2 つに分類されます。この他「小児緑内障」と呼ばれる先天
的な緑内障があります。緑内障の原因として、炎症や手術、ケガ、ステロイ
ド薬などが挙げられます。原発性と続発性はそれぞれ「隅角」が開いている
「開放隅角」と閉じている「閉塞隅角」に分かれます。

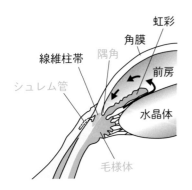

図 11-3　隅角

毛様体で作られた房水は、隅角からシュレム管に
流れ込みます（矢印）。隅角の広さは個人差があり
ます。

隅角とは、虹彩と角膜の間のすきまです（図11-3）。眼球内は、水＝房水が循環しています。毛様体で作られた房水は虹彩の後ろから瞳孔を通って水晶体の前の前房に出てきた後、隅角部分にある線維柱帯からシュレム管に流れ込みます。

なぜ分類が必要かというと、後で述べるように治療方針が違うからです。

4 ｜ 眼圧が上がる緑内障、上がらない緑内障

隅角が閉じていると眼圧が上がるのはわかりやすいですよね。排水口に栓をすれば水があふれてしまうように、房水の流れ込むところが閉じてしまえば眼圧は上がります。また、生まれつき房水の流れ道が正常に作られていないのであれば、眼圧が上がるのも理解できるでしょう。隅角が広いのになぜ眼圧が上がるのかというと、房水の流れ込むシュレム管の通りが悪い、つまり排水口は開いているのにその後の下水管が詰まってしまっている状態だからです。

眼圧が上がると神経が死んでしまうのはイメージとしてもつかみやすいのですが、表11-1 を見てもらうと、一番多いのは「正常眼圧緑内障」です。表内のパーセンテージは、40歳以上を調査した「多治見スタディ」（→ p.86）による有病率です。原発開放隅角緑内障の中に眼圧の上がらない緑内障があり、日本人はこのタイプの緑内障が一番多いのです。

「狭義」とあるのは、眼圧の上がる「原発開放隅角緑内障」です。正常眼圧緑内障以外の緑内障はすべて眼圧が上がります。なぜ眼圧が上がらないのに神経が死んでしまうかというと、「正常値である眼圧であってもその人の視神経にとっては高い眼圧である」、「神経の血流が悪い」などいろいろな説があります。

表11-1　緑内障の分類と40歳以上の有病率

原発開放隅角緑内障	原発開放隅角緑内障（狭義）	0.30％
	正常眼圧緑内障	3.60％
原発閉塞隅角緑内障		0.60％
続発緑内障（開放隅角＋閉塞隅角）		0.50％

　眼圧が上がらない緑内障が多いので、眼圧測定だけでは緑内障を疑うことはできません。最低限、眼底写真も必要となります。視野に暗点が出ないと緑内障の診断はつけられないので視野検査も行います。最近は、OCT（optical coherence tomography）による検査も行うことが多くなっています。

　典型的な検査結果を提示します。眼底写真（**写真29 ➡ p.113**）では視神経乳頭の陥凹（かんおう、中心部のへこみのこと）と神経線維層欠損（nerve fiber layer defect：NFLD、放射状に抜けて見えています）があり、OCT（**写真30 ➡ p.114**）でもNFLDが確認できます。視野検査を行うと、NFLDに一致して見えていない暗点が黒く出ています（**図11-4**）。

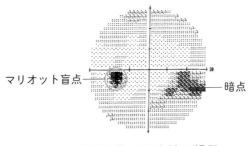

マリオット盲点

暗点

図11-4　緑内障の視野

写真29、30の眼のハンフリー視野検査の結果です。眼底写真とOCTの結果を上下反転させたものが視野検査の結果となりますので、上半分にあった神経線維層欠損に一致した暗点は下半分に出ます。視神経乳頭部分は誰もが見えない部分で「マリオット盲点」と呼ばれます。

　これだけはっきりと眼底写真に所見があればOCTを行わなくても緑内障を疑うことは簡単ですが、眼底写真は非常に個人差が大きいものです。OCTの結果から「視野までやらなくて大丈夫」と言い切れるときと、OCTを行っても判断が難しいときがあります。緑内障の診断と治療経過を追うには、眼底写真、OCT、視野検査の結果を、総合的に判定する必要があります。

6 | OCT について

　OCT は日本語では「光干渉断層計」と呼ばれる器械で、この器械で行われる検査を「眼底三次元画像解析」と呼びます。「断層」、「画像」と名前にもあるように、主に網膜部分の層構造を解析します。眼底写真では表面だけを見ているので、この検査ができるようになり格段に診断技術が向上しました。

　OCT は主に緑内障診断と視力に大事な眼の中心部である黄斑部の疾患の診断に使われます。緑内障の診断においては、厚みが薄くなっていないかという解析方法です。**写真 30（→ p.114）**のように神経が死んでしまっているところを検出するとともに、写真には出していませんが、黄斑部の神経細胞が死んでしまっていないかも解析しています。黄斑部の病気を診断するには、層構造に異常がないかをチェックしています。黄斑変性や黄斑部の浮腫などを診断できます（**写真 31 → p.114**）。

　緑内障の視野に暗点が出る時点で 30％以上の視神経が死んでしまっているとも言われています。OCT が使えるようになり、視野に変化が出ないうちに「緑内障だろう」と早くに疑えるようになりました。

7 | 視野検査

　視野とは、見えている範囲のことです。現在行われている視野検査の多くは「ハンフリー視野検査」か「オクトパス視野検査」です。まっすぐ見た状態で光を出して、見えにくいところ（視野の結果では「暗点」として検出されます）がないかをチェックします。検査中に出される光の大きさや明るさがいろいろなのは、単に見えている範囲をチェックするだけでなく、感度が低下していないかも検査するためです。

　視野が悪化していくイメージ像では、見えにくい暗点が黒い部分として描かれることが多いのですが、実際には黒い視野として抜けて感じるわけではないそうです。「何となくぼんやり見えにくい」「あるはずのものが見えていない」という状態になると言われています。

　緑内障は進行していく病気です。 図11-5 は緑内障が進行して視野の状態が悪化していく様子を示していますが、かなり悪化しても中心部視野は残るのが特徴です。欠けている視野を自覚している人もいますが、中心視野だけがわずかに残っている場合でも視力が良好なために全く気づいていないことも多いのです。そして緑内障は左右の眼の進行状態がずれます。片方の眼がかなり悪化していても、もう片方の眼の視野の状態がそれほど進行していないと、普段は両眼で見て生活しているので気づかないのです。

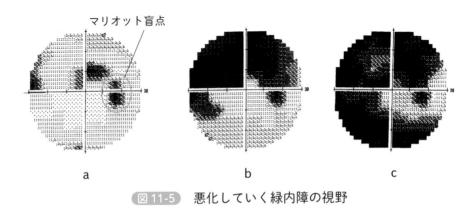

マリオット盲点

a　　　　　　　　b　　　　　　　　c

図11-5　悪化していく緑内障の視野

a：マリオット盲点からつながる部分と鼻側に暗点が出ています。ここに暗点が出るのは緑内障に特徴的です。
b：aの状態より進行し、上半分は暗点となり、下側視野の鼻側にも暗点が出ています。
c：下側視野の暗点も広がっていますが、中心部視野は残っています。

　進行する病気なので、早期発見・早期治療が必要ですが、眼圧が急激に上がる急性緑内障発作以外は症状がなく、視野もかなり悪化して末期にならないと「見えにくい」という症状が出ません。緑内障はほとんど自覚症状が出ない病気と言えます。よく「緑内障を見つけるにはどういう自覚症状に気をつけていればよいでしょう？」と聞かれますが、症状が出てからでは遅いのです。眼圧と眼底写真でチェックするしかありません。

　どのタイプの緑内障でも、視神経が死んでいくことを抑制できる方法は眼圧を下げることです。正常眼圧であっても緑内障であるなら、眼圧を下げることが必要です。

　続発緑内障は原因があるので、その原因をまず治療します。小児緑内障は水の流れがうまく作れていないので手術をして房水の流れ道を作ります。

　原因がない原発緑内障の場合は、閉塞隅角であるなら手術をして水の流れ道を作るのが原則で、手術後も眼圧が上がっているなら点眼治療をします。開放隅角であるなら点眼治療から開始し、点眼の効果がなかったり、薬の副作用が強すぎて使えなかったりした場合に手術を検討します。なぜ、すべての緑内障に手術を行わないかというと、開放隅角緑内障に対しての手術は合併症が起きることがあるからです。ただ現在、緑内障の手術は発展中で、将来的には開放隅角緑内障に対しても手術がまず行われる時代が来るかもしれません。

　緑内障治療に使われる点眼薬の副作用はとてもいろいろあるのです。第9章（→ p.68）に挙げた充血（写真 32 → p.115）など点眼の一般的な副作用のほか、睫毛が伸びる・太くなる、眼瞼の色素沈着、虹彩の色素沈着（写真 33 → p.115）、上眼瞼の二重がはっきりする（上眼瞼溝深化）（写真 34 → p.115）、黄斑浮腫（写真 31 → p.114）などが挙げられます。そして β 遮断薬は点眼であっても全身副作用（気管支喘息、不整脈など）を起こすことがあります。

　緑内障になっていてもほとんどの患者さんは何も症状を感じません。また「点眼治療を開始して眼圧が下がり、視野の悪化が起こっていない」という治療効果が上がっている状態でも、何も感じず、自覚できません。そして、

治療薬の副作用が出ることもあります。そういう状況で、眼底写真やOCT、視野検査で病気の進行をチェックしていくことを、生涯にわたって定期的に繰り返していくのです。これは眼科医の立場から見ても、「治療を続けるのは大変だろうなあ」と感じます。

12 | 「治らないから、もう治療しない」

　死んでしまった神経は治せません。多くの患者さんが誤解しているのが、「点眼治療が始まると、視野が欠けている部分が戻る」ということですが、残念ながら欠けた視野は戻りません。

　これを説明すると「治らない病気だから治療しない。もう来ない」という患者さんが時々いらっしゃいます。進行していく病気のため、早期発見・早期治療をして進行を遅らせることが必要です。私がよく行う説明は「100万本くらいある神経がゆっくり死んでいきます。その死んでいく速度を遅らせることで、あなたの寿命が尽きる頃に残っている神経を多くしましょう」というものです。今や人生100年時代に入りました。人生が長くなった分、きちんと治療をしないと見えにくい老後になる可能性があります。

13 | 多治見スタディ

　多治見スタディとは、40歳以上の多治見市住民を対象に行った緑内障の大規模調査のことです。岐阜県多治見市は真夏の最高気温を記録するところとして有名ですが、眼科医にとっては緑内障を思い浮かべる地名なのです。

　白内障は100％の人がなる老化現象の一つなのでわかりやすいのですが、緑内障は名前が似ていても全然違う病気ですし、全員がなるわけではありません。 表11-1 （→ p.81）に挙げたパーセンテージは、多治見スタディによる40歳以上のデータで、これによると5％の人が緑内障と診断されています。そして、同じスタディのデータでは、70歳以上になると10％くらいの人が緑内障になるので、結構多く見られる病気だと思ってもらってよいでしょう。

急激な視力低下

・急に眼が見えなくなる病気ついて知っておく

 プロローグ：ピアスを開けたら失明する？

「先生ったらピアス開けてるんですね」

「うん、アメリカ留学したときに開けたのよ。ピアスを買うと開けてくれるんだけれど、"いくつ穴を開けますか？"って聞かれてビビったわ〜。愛ちゃんは開けないの？」

「ピアスなんて、失明するかもしれないから怖くて開けられないですよ」

「はあ？　なんで耳たぶに穴を開けると失明するの？」

「よく聞くじゃないですか。ピアスの穴から白いものが出てきて、それは視神経だから引っ張り出すと失明するって」

「耳に視力に関係したものはないよ！」

「え!!　じゃあ都市伝説!?」

　眼球内に入った光は網膜にピントを合わせた後、視神経から脳へと情報が伝わります。この情報経路は「視路」と呼ばれますが（図12-1）、耳と関連している部分はありません。

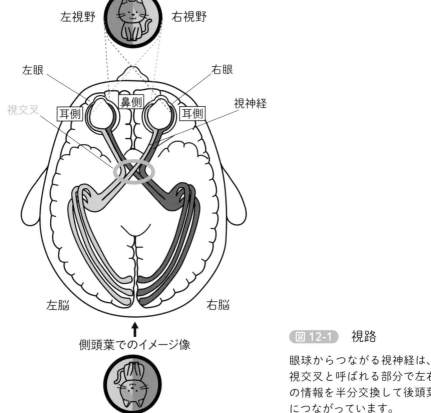

左視野　右視野

左眼　右眼

視交叉　鼻側　視神経

耳側　耳側

左脳　右脳

↑
側頭葉でのイメージ像

図 12-1　視路

眼球からつながる視神経は、視交叉と呼ばれる部分で左右の情報を半分交換して後頭葉につながっています。

　ケガ以外で急激に片方の眼が見えなくなる緊急性の高い病気は以下に挙げる「網膜中心動脈閉塞症」、「急性緑内障発作」、「術後眼内炎」が代表的なものです。両眼の視力が低下する病気はあっても、視力低下の程度や時期がずれます。両眼が同時期に同じように見えなくなることは珍しいと言えます。

2 | 網膜中心動脈閉塞症 (central retinal artery occlusion：CRAO)

　網膜にきている動脈が詰まってしまう状態で、本当に突然片方の眼が見えなくなります。「〇時〇分に見えなくなった」と言える人もいるくらいです。それほど多い病気ではありませんが、発症してから数時間以内に治療をする必要がある救急疾患です。血液がいかないと網膜は数時間で死んでしまい元に戻らないからです。特殊な検査は必要なく、眼底検査で診断がつきます。

　治療は眼球マッサージ、血栓を溶かす薬の全身投与、眼球内の水（房水）を抜く、高圧酸素療法などですが、マッサージ以外は行える眼科が限られてしまいますし、治療を施しても回復が難しい病気です。

3 | 急性緑内障発作

　眼の中の水の流れ込む場所である隅角が閉じてしまい、眼圧が上がる状態です。眼圧は正常上限が 20 mmHg ですが、緑内障発作時には 40〜80 mmHg になります。これだけ眼圧が上がった状態が続くと視神経は死んでしまうので、早めに眼圧を下げる必要がある救急疾患です。レーザーで虹彩に穴を開けるか、手術を行って眼圧を下げます。眼の痛み、充血、視力低下、頭痛、吐き気という症状が出ます。頭痛や吐き気だけを訴えることもあり、風邪やくも膜下出血、高血圧などと間違われ、眼科の救急疾患なのに他の科を受診してしまう代表的な病気です。高齢者の場合、痛みをあまり訴えないこともあります。眼圧を測って 40 mmHg 以上あったらまずこの病気です。

4 | なぜ隅角が閉じる？

　毛様体で作られた房水は、虹彩の後ろから水晶体の前に流れ出て、隅角部分からシュレム管と呼ばれる部分に流れていきます。隅角とは虹彩と角膜周辺部の間のすきまです（ 図 12-2 ）。

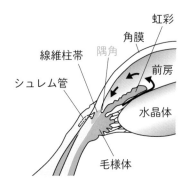

図 12-2 隅角

毛様体で作られた房水は、隅角からシュレム管に流れ込みます（矢印）。隅角が閉じてしまうと房水の行き場がなくなり眼圧が上がります。

この隅角が狭いことがあります。隅角が狭いだけでは眼圧は上がりません。ただ、散瞳すると隅角が閉じてしまい排水されない房水がどんどん眼球内に貯まることで眼圧が上がってしまい、緑内障発作となることがあるのです。遠視の眼は眼球が小さいことが多く隅角が狭いため、そこに散瞳する薬（点眼薬に限りません。飲み薬でも注射薬でも散瞳するものがあります）を使ったり、薬を使わなくても興奮することで散瞳したり、うつむく姿勢を長くとったりすることで隅角が閉じてしまいます。白内障が進むと水晶体が厚みを増すことからも隅角が狭くなります。

隅角は図の位置からもわかるように通常の細隙灯診察では見ることができません。「隅角鏡」と呼ばれる接触型レンズを使ってチェックします。通常診察しているときは、前房の深さにより隅角が狭いのかを推定しています（**写真 35 ➡ p.116**）。カルテに「AC deep」あるいは「AC shallow」と書かれているのが前房の深さのことです。

5 │ 術後眼内炎

手術を行った切開部分から細菌が眼の中に入り込んで起こる術後眼内炎は、白内障手術の 2,000〜3,000 例に 1 件ほど起こります。術後 1 年近く経ってから起こる眼内炎はそれほど重症にはなりませんが、術後 1 週間くらいで起きる眼内炎は重症化し、早めの治療を行わないと失明します。視力低下、痛み、充血という症状が出ます。白内障手術は視力を回復する手術です。一度手術で見えるようになった眼が視力低下するということは何か異常が起き

ているのです。日帰りが多くなっている白内障手術ですが、術後に視力低下が起きた場合には早めの再診が必要です。細隙灯での診察で白内障の手術後にいったん治った炎症がまた起きていれば眼内炎を考えます。治療は、眼内に入り込んでしまった細菌を取り除くために手術と抗菌薬投与となります。

13 涙とドライアイ

POINT
・涙について理解する

 プロローグ：「目は洗わなくていい」って聞いたのに

「わかりました。10分近く洗っていたんですね、わかりました。こちらにいらしてください」

――電話を切って

「じゃあ、洗う準備しようか！」

「え？　目を洗うんですか??」

「うん。実験中に水酸化ナトリウム溶液のかなり濃いものが目に入ったという連絡で、既に流水で洗ってはいるようなんだけど追加で洗います」

「いつも先生は"目は洗わなくていいです"って言ってるのに〜」

「それは通常のときの話。薬品みたいに害のあるものが入ったら洗うのよ！」

92

1 | 目に液体が入ったら

　眼科外来にはいろいろなモノが目に入った、入れてしまった、どうしたらいいですか、という問い合わせがきます。液体が目に入った場合は、受診より前に洗眼してもらうことが大事です。通常は水道水で洗うと目の表面に傷ができますが、水よりも害の大きい液体が入ったのであれば、水道水でかまいませんので洗ってもらいます。生理食塩水や人工涙液、市販の点眼を買いに行くことより、眼科を受診するより、まずは早く洗うことのほうが大事です。シャワーのように洗い流すのが効果的ですが、なければ何か入れ物に水を入れて目をパチパチさせるだけでもよいので洗ってもらいます。

2 | アルカリ性は要注意！

　特に、アルカリ性の液体が目に入ると重症化します。酸性の液体は、体のタンパクを固めることで表面の障害にとどまることが多いのですが、アルカリ性の液体は組織を融かしていくからです。身の回りのアルカリ性の液体としては、パイプ洗浄剤、漂白剤、カビ取り剤などが挙げられます。工事現場などでは、石灰、セメント、モルタルです。研究室や実験の場では、水酸化ナトリウムなどがあります。もちろん、とても強い酸性の液体であれば、重症化する可能性がこちらもあります。

　目に入ったものが、アルカリ性なのか酸性なのか中性なのかわからないことも多いため、受診時に現物を持ってきてもらいます。外来でその液体の性質を調べるとともに、涙液を調べて中性になるまで洗眼を行います。

　アルカリ性や酸性の強い液体が目に入ったり、重症の火傷となったりすると、中心部の角膜を移植して取り替えても濁ってしまいます。角膜上皮は「輪部」と呼ばれる角膜周辺部で作られ、そこが障害されると角膜の表面を覆う透明な角膜上皮が再生しなくなるからです（**写真 36 ➜ p.117**）。

涙は、角膜と結膜の上に広がっています。角膜、結膜の上皮には膜型ムチンがあり、その上に広がる液体部分にも分泌型のムチンが溶け込み、一番上を油の層が覆っています（図13-1）。ムチンは粘液で、体の粘膜はだいたいこのムチンに覆われています。涙の中のムチンは結膜上皮で作られ、目の表面に涙を安定させる働きがあります。油層は涙の蒸発を防ぐとともに、まばたきにより目の表面に液体成分を広げる潤滑油のような働きもしています。まぶたにあるマイボーム腺から油は分泌されます。液層部分の涙の水分は、上まぶたの耳側奥にある涙腺で作られます。

　涙は目の表面の乾燥を防ぐだけでなく、角膜や結膜に酸素や栄養を運びながら感染も防ぎ、傷を治し、そして表面をなめらかにして、ものがよく見えるようにしています。涙は角膜や結膜よりも表面にある、眼球を守る最前線バリアーと言えます。

　必要もないのに目を洗うことは、この大事なバリアーを壊してしまうことになります。もちろん最初に書いたように、何か液体が入ってしまった場合には、水道水でもいいので洗うべきです。花粉症の時期には、人工涙液で花粉を洗い流してもらうことも治療の一つです（**第4章➜ p.33 参照**）。ただ、日常的に歯磨きのように目を洗うことは必要ありません。この涙液層は、点

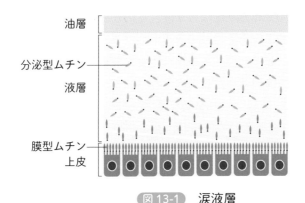

（図13-1）　涙液層

上皮の上に「液層」が、そして一番外側に「油層」があります。ムチンは上皮部分と液層にあります。

眼をするだけでも乱れてしまいます。点眼液に入っている防腐剤が目の表面に傷を作ることもありますが、防腐剤の入っていない人工涙液であっても、あまりに何回も点眼すると、涙液層が洗い流されて、かえって乾き感が出てしまいます。

4 | ドライアイ

　以前ドライアイは、涙の量が少なく目が乾いて傷ができる病気と考えられていましたが、現在では涙液の安定性が低下するのがドライアイとされています。涙の量が多くても、目の表面に傷がなくても、ドライアイと診断されることがあるわけです。**写真37**（➡ p.117）は目を開けた瞬間のものですが、本来なら角膜の表面にフルオレセイン染色された涙が均一に広がっているはずが、まだらです。このような涙の不安定さがドライアイなのです。

　目を開けた瞬間から涙液層に乾いた部分ができるまでの時間を「BUT（tear break-up time）」と呼んでいます。BUT が 5 秒以下で、何か自覚症状があれば、ドライアイと診断されます。ちなみに、**写真37**（➡ p.117）は目を開けた瞬間に乾いた部分ができているので、BUT0 秒です。自覚症状は **表 13-1** に挙げた目に関する不快感と見えにくさです。ドライアイがあると自覚的に見えにくくなりますが、通常の視力検査では良好な視力のことがほとんどです。

　ドライアイの治療は点眼薬が基本ですが、まぶたの油の分泌腺（マイボーム腺）の治療や、涙点プラグと呼ばれるものを目頭にある涙点に入れる治療もあります。

表 13-1　ドライアイの眼症状

・乾く	・疲れる	・ゴロゴロする
・しょぼしょぼする	・かすむ	・かゆい
・充血する	・痛い	・重たい
・涙が出る	・まぶしい	・目やにが出る
・不快感がある		

分類	先発品名称	一般名称	備考
抗菌薬	クラビット点眼液	レボフロキサシン水和物	0.5％と1.5％あり
	ガチフロ点眼液	ガチフロキサシン水和物	
	ベガモックス点眼液	モキシフロキサシン塩酸塩	
	タリビッド眼軟膏	オフロキサシン	
抗アレルギー薬	パタノール	オロパタジン塩酸塩	
	アレジオン	エピナスチン塩酸塩	0.05％と0.1％（LX）あり
ステロイド薬	フルメトロン	フルオロメトロン	0.02％と0.1％あり
	リンデロン点眼・点耳・点鼻液	ベタメタゾンリン酸エステルナトリウム	0.1％と0.01％あり
	プレドニン眼軟膏	プレドニゾロン酢酸エステル	
緑内障治療薬	キサラタン	ラタノプロスト	
	エイベリス	オミデネパグイソプロピル	
角膜治療薬	ヒアレイン	ヒアルロン酸ナトリウム	0.1％と0.3％あり。使い捨てタイプのミニもあり
ドライアイ治療薬	ジクアス	ジクアホソルナトリウム	
	ムコスタ	レバミピド	
散瞳薬	ミドリンP	トロピカミド・フェニレフリン塩酸塩	散瞳眼底検査に使われます
	ミドリンM	トロピカミド	ミドリンPが使えない場合や、調節緊張の治療に処方されます

	サイプレジン	シクロペントラート塩酸塩	主に学童の屈折度数を調べるときに使われます
局所麻酔薬	ベノキシール	オキシブプロカイン塩酸塩	

　どこでも見かける基本的なものだけを挙げておきます。処方薬の辞書とも言える『今日の治療薬』(南江堂)をチェックしていただければわかりますが、眼科関連の薬は内服薬に比べるととても少ないので、慣れればすべて把握できます。緑内障治療薬は2剤が入っている「合剤」と呼ばれる点眼もあり非常に多数のため、一番多く処方されているキサラタン®と最新のエイベリス®だけ載せています。

　先発品の名前は商品名です。後発品がある場合は薬の一般名称がついていることがほとんどです。名称に%がついているものが多いのですが、表では省略してあります。

　この他、処方薬ではありませんが、人工涙液のソフトサンティア®、ロートソフトワン®を患者さんに自分で購入して使ってもらうことがあります。

略語	正式名称
AC	anterior chamber
AC clear あるいは AC cell(-)	
AC cell(+)	
AC deep	
AC shallow	
AMD	age-related macular degeneration
ASC	anterior subcapsular cataract
AT	applanation tonometer
BRVO	branch retinal vein occulusion
BUT	break-up time
C/D	cup-to-disc ratio
Cat	cataract
Conj	conjunctiva
CL	contact lens
CME	cystoid macular edema
DM	diabetes mellitus
DR	diabetic retinopathy
EKC	epidemic keratoconjunctivitis
ERM	epiretinal membrane
FA あるいは FAG	fluorescein angiography
Gla	glaucoma
GP	Goldmann perimeter
GPC	giant papillary conjunctivitis
HCL	hard contact lens
HFA	Humphrey field analyzer
hole	retinal hole

日本語名称	備考
前房	
前房に炎症細胞なし	
前房に炎症細胞あり	
前房が深い	
前房が浅い	
加齢黄斑変性	
前嚢下白内障	
圧平眼圧計	接触型眼圧計。「アプラ」と略して言うことも。ATのそばに数字があったら、右、左の順に眼圧測定値
網膜静脈分枝閉塞（症）	眼底に出血を起こす病気
涙液層破壊時間	「ビーユーティー」と読む。単位は秒。ドライアイの診断基準
陥凹乳頭径比	視神経乳頭部分の陥凹程度を表す方法
白内障	「キャット」と眼科医が言ったら猫のことではない
結膜	H、hyperemia あるいは Inj、injection＝充血、P、papilla＝乳頭、F、follicle＝濾胞。Conj Inj(+) P(++) F(+) のように記載する
コンタクトレンズ	
嚢胞様黄斑浮腫	
糖尿病	
糖尿病網膜症	
流行性角結膜炎	
網膜上膜　網膜前膜	
フルオレセイン蛍光眼底造影	
緑内障	「グラ」と呼ぶ
ゴールドマン視野計	
巨大乳頭結膜炎	
ハードコンタクトレンズ	
ハンフリー視野計	
網膜円孔	

IOL	intraocular lens
IOP	intraocular pressure
LASIK	laser-assisted subepithelial keratectomy
lattice	lattice degeneration
LI	laser iridotomy
NCT	noncontact tonometer
NFLD	nerve fiber layer defect
NTG	normal tension glaucoma
n.p.	nothing particular
NS	nuclear sclerosis
NV	neovascularization
OCT	optical coherence tomography
PC	photocoagulation
PD	pupillary distance
PEA	phacoemulsification and aspiration
PKP	penetrating keratoplasty
PRP	panretinal photocoagulation
PSC	posterior subcapsular cataract
PVD	posterior vitreous detachment
RD	retinal detachment
SCL	soft contact lens
SPK	superficial punctate keratopathy
tear	retinal tear
VEGF	vascular endothelial growth factor
VF	visual field
VH	vitreous hemorrhage
VO	vitreous opacity
wnl	within normal limits
YAG	yttrium aluminum garnet

眼内レンズ	
眼圧	
レーシック	レーザーによる近視矯正手術
網膜格子状変性	
レーザー虹彩切開（術）	
非接触型眼圧計	
神経線維層欠損	緑内障のときに見られる眼底所見
正常眼圧緑内障	
特記すべきことなし、異常なし	
核白内障の程度	ⅠからⅤまでで記載する。NSⅠやNSⅡとあったら白内障のことで数字が小さいほうが軽度
新生血管	
光干渉断層計	眼底三次元画像解析をする器械
光凝固	網膜に行うレーザー。PC scar＝光凝固斑
瞳孔間距離	メガネの処方時に計測し、処方せんに記載する
水晶体乳化吸引（術）	フェイコと話していたら白内障手術の何かを指す
全層角膜移植（術）	
汎網膜光凝固（術）	レーザーを眼底全体に行うこと
後嚢下白内障	
後部硝子体剥離	
網膜剥離	
ソフトコンタクトレンズ	
点状表層角膜症	角膜の傷
網膜裂孔	
血管内皮増殖因子	抗VEGF抗体を硝子体に注射する治療がある
視野	
硝子体出血	
硝子体混濁	
正常範囲内	
ヤグ	ヤグレーザーのことを指す。正式名称はまず使わず、ヤグと呼んでいる

名称	よみ	解説
暗点	あんてん	見えない部分
開瞼／閉瞼	かいけん／へいけん	まぶたを開ける／閉じる
眼脂	がんし	目やにのこと
眼瞼	がんけん	まぶた。ごく普通に使っていますが、「がんけん」と言われるとわからない患者さんもいます
近見／遠見	きんけん／えんけん	視力のときに使われ、近見視力＝近くを見る視力、遠見視力＝遠くを見る視力、と言います
近用／遠用	きんよう／えんよう	眼鏡の使用目的を表すときに使われています。近用眼鏡と言えばほぼ老眼鏡のことです
瞼裂	けんれつ	上まぶたと下まぶたの間のこと
光視症	こうししょう	暗いところで光が見える症状
散瞳／縮瞳	さんどう／しゅくどう	瞳孔の大きさのことですが、眼科でよく行われる瞳孔を大きくしての眼底検査は「散瞳（眼底）検査」です
視野欠損	しやけっそん	見える範囲が狭い、見えないところがある症状
羞明	しゅうめい	まぶしさ
瞬目	しゅんもく	まばたき
睫毛	しょうもう	「まつげ」とは読みません
変視症	へんししょう	ゆがんで見える症状
霧視	むし	ぼやけて見えること
裸眼／矯正	らがん／きょうせい	何もレンズを入れていない状態の視力は裸眼視力、レンズを入れて矯正した視力が矯正視力となります
流涙	りゅうるい	涙があふれてくる、涙目

カラー写真

2 視力

写真 1 正常眼底写真（右） ➡ p.14

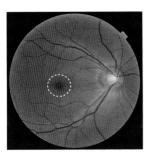

黄斑（白点線丸囲み）は眼底写真では耳側に写ります。

3 結膜

写真 2 結膜の場所（実際の写真） ➡ p.24

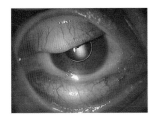

下まぶたは下に引くと結膜嚢から球結膜まで見えますが、上まぶたはひっくり返しても結膜嚢の部分は写真に撮りにくく見えていません。

写真 3 結膜のしわ（正常） ➡ p.24

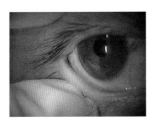

横を向いたときなどに結膜のしわははっきりします。下まぶたに接している部分がしわになっています。

写真4 結膜弛緩 ➡ p.24

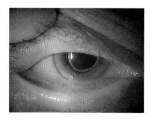

たるんだ結膜が角膜の下に目やにのように見えています。

写真5 膿性眼脂 ➡ p.25

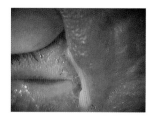

目を閉じた状態ですが膿性眼脂が見られます。

4 花粉症

写真6 アレルギー性結膜炎 ➡ p.31

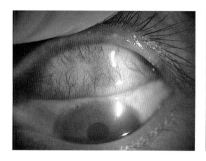
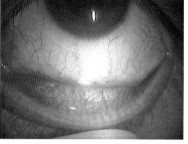

| a | b |

a：上眼瞼結膜は充血しています。結膜に炎症があると起きる結膜乳頭も見られるのですが、それほどはっきりしていません。

b：下眼瞼結膜と球結膜に充血が見られています。ソフトコンタクトレンズを使用しているのでレンズも写っています。

写真7　アトピー性角結膜炎　➡　p.34

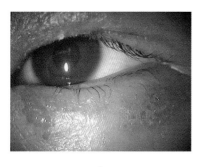

a

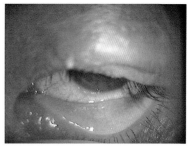

b

a：一番弱いステロイド点眼と軟膏を使っているけれど治らないと転院されてきた子どもの患者さんです。眼瞼が腫れてしまい眼が開きにくく、皮膚は乾燥とびらんというアトピー性皮膚炎の症状があります。

b：aと同時期の写真で、眼球結膜、眼瞼結膜とも充血と浮腫が見られます。

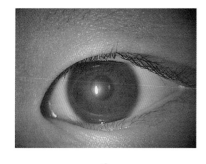

c

d

c：免疫抑制薬は刺激感があるので、数日だけ強めのステロイド点眼と軟膏を使用してから、免疫抑制薬の点眼と軟膏に変更してここまで治っています。

d：cと同時期の写真で眼内も充血が消えています。

写真8　春季カタル　➡　p.34

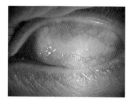
a

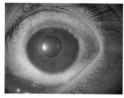
b

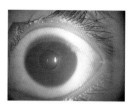
c

a：眼瞼型は上眼瞼結
　膜に石垣状の乳頭
　が見られます。こ
　の写真は炎症が落
　ち着いている時期
　なので、充血は少
　なく、眼脂も見ら
　れていません。

b：輪部型の治療前。
　上方の輪部が盛り
　上がっていて充血
　も見られます。

c：bに免疫抑制薬点眼
　を使ってもらい、
　軽快した写真です。

写真9　巨大乳頭結膜炎　➡　p.35

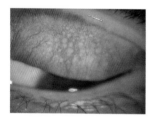

コンタクトレンズによるものです。上眼瞼の
結膜に白っぽく乳頭が見えています。

5　麻酔など

写真10　正面から見た目　➡　p.39

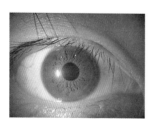

黒目（あるいは茶目）の表面が角膜で、その
周りの白い部分の表面と、まぶたの裏側の表
面が結膜です。

写真11　虹彩の色　➡　p.44

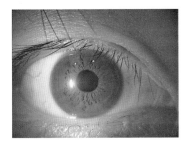

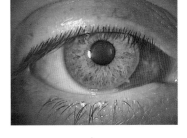

a

b

a：日本人の虹彩。虹彩が茶色です。虹彩は指紋のように個人独特の模様で（虹彩紋理と呼ばれます）、個人認証に使われることがあります。

b：白色人種の虹彩。この方の虹彩は灰色に近い色で中心近くは茶色い色素があります。アジア人は色のバリエーションはほとんどありませんが、白人の方の色は個人差があります。皮膚も日本人と比べると色素が薄いことがわかります。結膜下出血しているのはたまたまです。

写真12　カラーコンタクトレンズ　➡　p.44

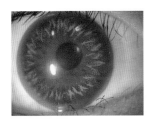

外見を変えるためのカラーコンタクトレンズはソフトレンズのみです。中心に着色してしまうと光が通らず見えなくなってしまうため、レンズ周辺部のみに色をつけるのが通常です。サングラスと同じと思っている方が時々いますが、カラーコンタクトは中心が透明なため光をさえぎる効果はありません。

写真 13　角膜上皮びらん　➡　p.45

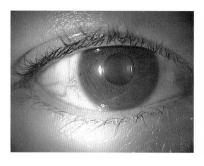 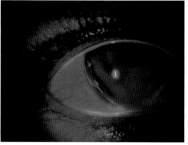

a　　　　　　　　　　　　　　b

目に指が入ってゴロゴロする、という方の写真です。

a：向かって左側の角膜に沿って充
血が見られます。

b：フルオレセイン染色をしてみる
と、充血している部分に平行し
て角膜が染まり、そこの上皮が
ないことがわかります。

写真 14　水疱性角膜症　➡　p.46

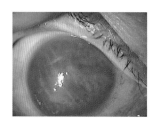

角膜がむくんで透明性が落ち、上皮の一部（時
計方向の 5 時あたり）に水疱が見えています。

写真 15　角膜白斑　➡　p.46

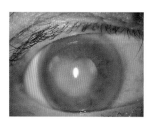

コンタクトレンズの使用中に感染を起こし、
感染は治りましたが混濁が残っています。

写真 16　角膜変性症　➡　p.46

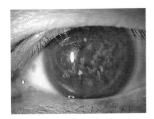

角膜上に白い混濁がいくつも見えています。視力はそれほど悪くなっていないため、治療はしていません。

写真 17　全層角膜移植後　➡　p.47

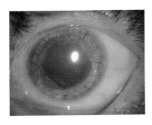

移植された角膜は黒いナイロン糸で縫われています。

写真 18　眼底写真　➡　p.48

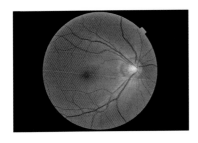

a

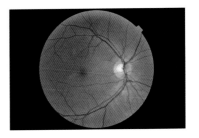

b

a：日本人の眼底写真。色調がやや暗めです。このほうが網膜剥離など見つけやすくなります。

b：白色人種の方の眼底写真。脈絡膜の色素が薄いため赤い眼底となります。

写真19 流行性角結膜炎 ➡ p.51

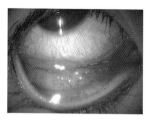

「まぶたが腫れて涙が出る。ものもらいかもしれない」と受診された方です。「ものもらい」で涙が出ることはあまりなく、涙と思われているのは結膜炎による目やにです。ウイルス性結膜炎ではこんなに水っぽい目やにとなります。アデノウイルス診断キットで陽性と出ました。

写真20 流行性角結膜炎に見られた多発性角膜上皮下浸潤
➡ p.50、p.53

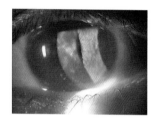

幅広いスリット光の中に白くもやもやと見えています。ステロイド点眼を使うと消えることが多いのですが、再発もします。

写真21 結膜下出血 ➡ p.54

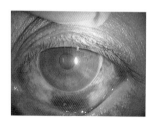

自覚症状は何もなく、知人に「目が赤い」と指摘されたと来院されました。結膜炎の炎症もなく、これは出血だけです。

8 飛蚊症

写真 22　糖尿病網膜症　➡　p.60

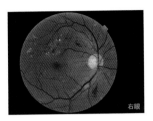

写真全体に出血と白斑が見えています。

写真 23　糖尿病網膜症（末期）　➡　p.60

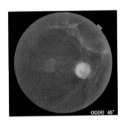

ベールのように見えているのが増殖膜です。
進行すると、この膜が網膜をひっぱり網膜剥
離になります。この患者さんの場合、レーザー
治療により網膜剥離にはならずに済みました
が、網膜の変化が重症で、視力は 0.05 程度。
回復の見込みはありません。

写真 24　前嚢下白内障　➡　p.73

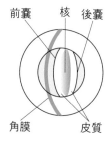
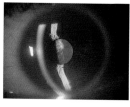

瞳孔のところに白く見えています。水晶体の表面に出るため、この写真のように散瞳しなくても写真が撮れることがよくあります。

写真 25　皮質白内障　➡　p.73

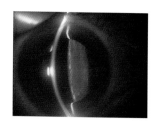

散瞳した瞳孔のところから前方の皮質がもやもやと白く見えています。核の白内障はほとんどありません。

写真 26　核性白内障　➡　p.73

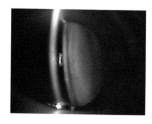

茶色くなるまで進行した核の白内障です。後嚢は写っていませんが、前嚢と皮質に白内障はほとんど出ていません。

写真 27　後嚢下白内障　➡　p.73

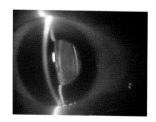

水晶体の一番後ろにすりガラスのように見えています。このタイプの白内障は視力が良くても非常に見えづらさを訴えることがよくあります。

写真 28　正常眼底写真（右眼）　➡　p.79

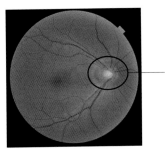

視神経乳頭部分から血管が放射状に出ています。

── 視神経乳頭

写真 29　緑内障の眼底写真（左眼）　➡　p.80、p82

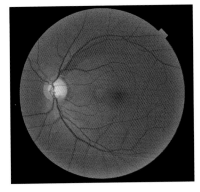 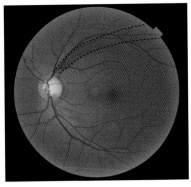

視神経乳頭は中心がへこんでいて、乳頭の 1 時方向から放射状にやや暗く抜けている部分が見えています。この暗い部分が「神経線維層欠損」です。わかりやすくするために、1 枚（左）は撮影した写真をそのまま、もう 1 枚（右）はその写真の神経線維層欠損部分の上下に点線を引いています。

写真 30　緑内障の OCT 結果（部分）　➡　p.82、p.83

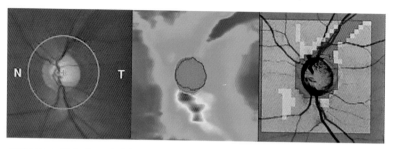

写真 29 の眼を OCT 解析したものです。実際の結果は他にもいろいろデータがありますが、視神経乳頭部分だけ載せています。写真で暗く抜けていた部分が、中央の図では青く、右の図では赤く表示されていて、ここの神経が薄くなっているという解析結果です。

写真 31　白内障術後合併症として見られた嚢胞様黄斑浮腫
　　　　➡　p.83、p.85

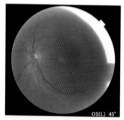

a

a：白内障術後に見にくくなったと訴えていますが、通常の眼底写真では異常は見られません。

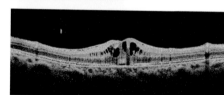

b

b：OCT で黄斑部を解析すると、黄斑部浮腫部分が盛り上がり、中が抜けて見えています。

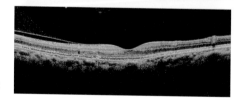

c

c：浮腫が起きていない反対眼の黄斑部 OCT。

写真 32　緑内障点眼薬によるアレルギー性結膜炎　➡　p.85

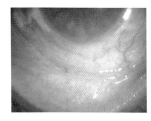

結膜の充血がひどくなり、点眼を中止しました。写真で涙が黄色く染まっているのは、診察時にフルオレセイン染色をしているからです。ここまでひどくならなくても、緑内障点眼薬は充血を起こすことがよくあります。

写真 33　緑内障点眼薬による睫毛の変化と色素沈着　➡　p.85

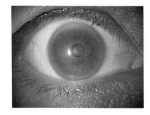

a

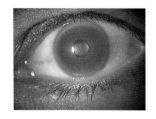

b

a：点眼治療をしていない右眼。

b：点眼治療をしている左眼。下眼瞼の睫毛が太く長くなっています。皮膚は右眼に比べると黒ずんでいて、よく見ると虹彩の色も濃くなっています。

写真 34　緑内障点眼薬による上眼瞼の変化　➡　p.85

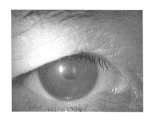

a

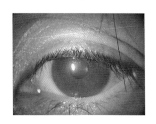

b

a：点眼治療していない右眼。上眼瞼は奥二重のようになっています。

b：点眼治療をしている左眼。上眼瞼は三重のラインがはっきりと出ています。こちらの眼は点眼前、a と同様の状態でした。

写真35 前房 ➡ p.90

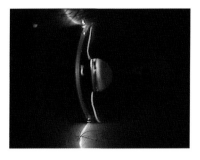 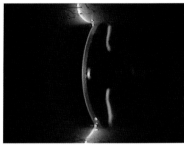

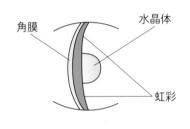

a   b

a：白内障術前。瞳孔部分に白内障
となった水晶体が見えています。
イラストの濃い色付きで示した
角膜後面と虹彩の間の空間が前
房です。

b：a の白内障術後。瞳孔部分に眼
内レンズは見えていませんが、
前房が術前より広くなっている
のがわかります。角膜前面が緑
色になっているのはフルオレセ
イン染色をしているからです。

写真36　化学眼外傷　➡　p.93

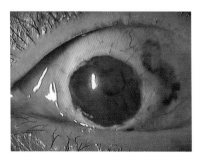 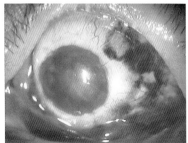

a　　　　　　　　　　　　　b

　目に有害な液体が入って起きる障害を「化学眼外傷」と呼びます。

a：外傷後に濁った中心部の角膜を
　　移植するとともに、角膜上皮を
　　作る輪部にも移植を行ってい
　　ます。

b：数年後、角膜上皮がうまく作れ
　　なくなり、角膜の表面は結膜上
　　皮で覆われてしまい透明度が落
　　ちています。結膜下出血はたま
　　たま起きているものです。

写真37　ドライアイ　➡　p.95

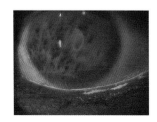

フルオレセインで涙を染色していますが、染
色液が角膜上に広がっていない部分が黒っぽ
く何か所も見えています。第6章（➡ p.43）
で説明しているフルオレセイン染色は診察時
に青い光を当てて観察していますが、結膜上
皮の染色が見えにくいために、ブルーフリー
フィルターを使って見ることもあります。そ
の場合、この写真のように緑色の染色になり
ます。

索引

私の名前は人見愛です。
眼科にピッタリな名前でしょう〜

著者プロフィール

石岡みさき（いしおかみさき）
みさき眼科クリニック院長

　1989年横浜市立大学医学部卒業。米国ハーバード大学スケペンス眼研究所、東京歯科大学市川総合病院、両国眼科クリニック勤務を経て、2008年生まれ育った街の東京渋谷区、代々木上原駅近くに開業。専門はアレルギー疾患、ドライアイ。院長ひとり、スタッフひとりの超小規模眼科。

　単著は『ジェネラリストのための眼科診療ハンドブック』（医学書院）、『点眼薬の選び方』（日本医事新報社）、『ジェネラリストのための症候からみる眼疾患』（日本医事新報社）に続き、本書は4冊目となる。

　趣味は、食べ歩きと刺繍（クロスステッチ）、そして文章を書くこと。美味しい食べ物と原稿書きの仕事がないと不安になりがち。

ナースのための　はじめての眼科

2021年8月16日　第1版第1刷 ©

著　者…………石岡みさき　ISHIOKA, Misaki
発行者…………宇山閑文
発行所…………株式会社金芳堂
　　　　　　　　〒606-8425 京都市左京区鹿ヶ谷西寺ノ前町34番地
　　　　　　　　振替　01030-1-15605
　　　　　　　　電話　075-751-1111（代）
　　　　　　　　https://www.kinpodo-pub.co.jp/
組　版…………上島美紀
本デザイン……梅山よし
印刷・製本……モリモト印刷株式会社

落丁・乱丁本は直接小社へお送りください．お取替え致します．

Printed in Japan
ISBN978-4-7653-1875-4